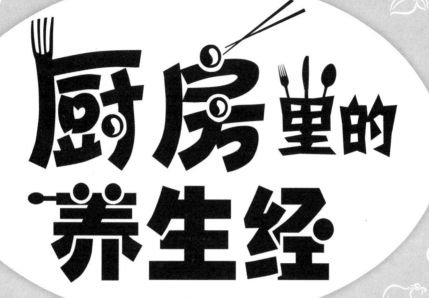

厨房里的养生经

主　编　吴　皓

编　者　（以姓氏笔画为序）

才永发　王　帅　刘　伟

李小宁　杨　忠　吴　皓

张国超　陈　畅　周云炜

赵周霞　赵宝海　赵海云

袁志玺

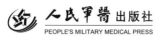
人民军醫出版社
PEOPLE'S MILITARY MEDICAL PRESS
北　京

图书在版编目(CIP)数据

厨房里的养生经 / 吴皓主编. -- 北京：人民军医出版社，2014.1
ISBN 978-7-5091-6825-7

Ⅰ. ①厨… Ⅱ. ①吴… Ⅲ. ①女性—食物养生 Ⅳ. ①R247.1

中国版本图书馆 CIP 数据核字(2013)第 239971 号

策划编辑：任海霞　　文字编辑：闫　峰　刘新瑞　　责任审读：陈晓平
出版发行：人民军医出版社　　　　　　　　　　经销：新华书店
通信地址：北京市 100036 信箱 188 分箱　　邮编：100036
质量反馈电话：(010)51927290；(010)51927283
邮购电话：(010)51927252
策划编辑电话：(010)51927300－8201
网址：www.pmmp.com.cn

印、装：京南印刷厂
开本：710mm×1010mm　1/16
印张：12　字数：160 千字
版、印次：2014 年 1 月第 1 版第 1 次印刷
印数：0001－4500
定价：26.00 元

内 容 提 要

　　一个聪明的女人，要懂得如何养生，了解自己该吃什么，怎样吃才能更健康，若是饮食混乱，就会让自己处于一种"慢性自杀"的状态，严重时甚至会引发食物中毒，危及生命。本书针对女性朋友详细介绍了各种食物的作用与功效，以及烹饪的技巧和注意事项。此外，每一节还附带养生食谱，其中还介绍了通过饮食治疗疾病和美容的一些方法。因此，如果你是一个聪明的女人，那么就快来阅读本书吧，让自己的饮食更加营养、健康。

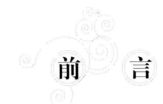

前　言

　　对于女性来说，保养最为重要，有些女性只去美容院做一些表面的保养，但是这样的美容方法只是治标不治本。聪明的女人则是由内而外进行保养，这样的养生方法不但不会对女人的身体和容貌产生负作用，还会让女人的身体更加健康。

　　无论在生活中还是在工作中，都可以将食物与养生紧密联系在一起。有时候女性的气色不好，就会用化妆品来增加自己的光鲜亮丽，但这只是表面的美丽，真正的有害物质正在一点一点地侵蚀着女性的五脏六腑，身体功能也随之下降，因此，由内向外的保养才是最佳的保养方法。

　　女性想要保养自己的身体，就要由内向外排毒，因此，女性要注意自己的饮食，吃什么、吃多少、什么时候吃、怎样搭配食物……这一系列问题就成为了女性们思考的事情，因为这关系着女性的身体健康。

　　在女人的一生中，厨房也是女人们的朋友。因为女人们每天都会在厨房中劳作，大多数女性都喜欢不停地吃东西，仿佛吃是女性的天性。如果能够同时吃出美丽的容貌来，吃出健康来，又何乐而不为呢？从烹饪技巧到饮食观念，最后提升到饮食养生，这才是一个能够将厨房运转于手中的"十全女人"。

　　正如莱布尼茨所说："世界上没有两片完全相同的叶子。"同理，女性的体质也是不相同的，所以，所吃的食物也应有所差别。正是因为体质的差别，导致了有些食物并不是每一位女性都可以食用，因此就要十分注意养生的细节。一个聪明的女人，要熟悉自己的身体，了解自己该吃什么，怎样吃才能更健康，若是饮食混乱，就会让自己处于一种"慢性自杀"的状态，严重时甚至会引发食物中毒，危及生命。那么在这种时候，女性让自己有一个了解饮食方法的帮手，是非常重要的。

本书详细介绍了各种食物的作用与功效、烹饪的技巧和注意事项。每一个章节附带养生食谱，还介绍了通过饮食治疗疾病和美容的一些方法，教授一些厨艺的同时还告诉女性朋友如何养生。因此，如果你是一个聪明的女人，那么就快来阅读本书吧，让自己的饮食更加营养健康。

编　者

2013 年 10 月

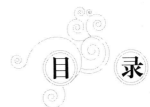

目 录

上篇　食材的选择

中篇　美丽是可以吃出来的

下篇　特殊时期女人要这样吃

第11章　调经也靠"吃"

第12章　通过"吃"来呵护特殊时期的女人

第13章　会吃让你告别恼人的病痛

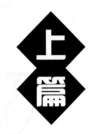

上篇

食材的选择

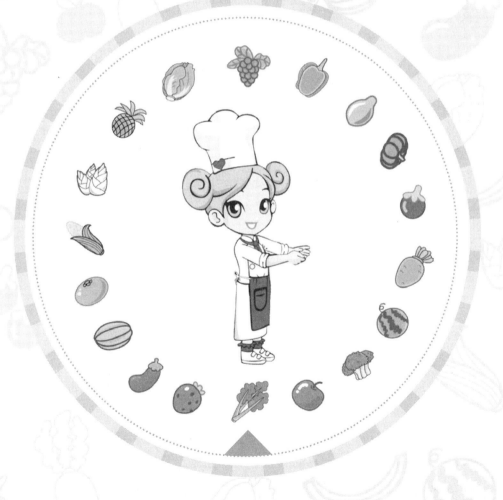

第1章
女人最好的零食——水果

浆果之王——蓝莓

蓝莓又称之为越桔、蓝浆果，属于杜鹃花科，是一种常绿的植物，呈灌木状。果实属于浆果，上面会有一层白色的果粉，是圆形蓝色的果实，一个果实的重量为 0.5～2.5 克，果肉很细腻，种子也非常小，果味酸甜，有一种很清香的气味，可以直接食用，也可以加工成罐头或者是酒饮等。

蓝莓中维生素 C 的含量比苹果多十几倍，所以说蓝莓果实中的营养成分很丰富，是一种高营养的保健食品。并且具有良好的保健养生作用，还能够防治心血管疾病。蓝莓的营养价值要远远高于其他水果，被称为"浆果之王"，是世界上营养价值较高的一种水果，也是一种上等的水果，在欧洲各个国家都很流行，是人们心中比较完美的保健水果。

目前已经有很多国家都开始建设蓝莓生产基地。他们的产品不仅仅是在国内出售，还大量的向国外出口。因为蓝莓的价钱很高，因此是一种罕见的奢侈食品。

据测定，每 100 克蓝莓鲜果中含有 400～700 毫克蛋白质、500～600 毫克脂肪、12.3～15.3 克糖类（碳水化合物）、81～100U 维生素 A，还存在一些特殊的营养化合物。由此可见，蓝莓的果实是营养价值非常高的水果，并且能够抗癌和防止脑退化。

蓝莓出产到现在还不到 100 年，最早起源于美国。1906 年美国人就开始了蓝莓的选种育苗工作，经过了 30 年的精心培育，1937 年终于培育出了 15 种蓝莓的品种。到 20 世纪 80 年代末，蓝莓的优良品种已经多达 100 余种，在美国的南部、东部还有北部都有大量的蓝莓生产基地。目前，蓝莓已经是美国主要栽培出口的水果之一。

在美国种植了蓝莓之后，世界上的很多国家也开始种植，其中，日本的种植业十分发达。

在我国的大兴安岭，也有野生蓝莓的生产基地，在大兴安岭和小兴安岭，野生的蓝莓要生长在天然的环境中，是一种纯天然的食品。每年生产的野生蓝莓除了会被做成果冻、罐头之外，还会从中提取花青素。

但是由于每年都会出现掠夺性的采摘，国内野生蓝莓的产量也越来越少，所以每年的野生蓝莓的价格也在上升。现在中国正在学习美国等国家的先进种植技术，以提高蓝莓的产量。

美人厨房

蓝莓乳酪杯

原料： 蓝莓 100 克，全麦饼干一包、酸奶适量。

做法：

1. 将饼干装进食品袋中，放在面板上，用擀面杖压碎。

2. 将蓝莓洗干净，放在搅拌机中搅拌成果酱。

3. 将碎饼干放进一个玻璃杯中。

4. 在杯中倒入适量的酸奶。

5. 然后倒入蓝莓酱。

6. 再放一些碎饼干。

7. 再放进去适量的酸奶。

8. 最后上面放一些新鲜的蓝莓做装饰。

食疗功效： 蓝莓的营养丰富，可以保护我们的眼睛，用眼过度的人可以多食用一些。

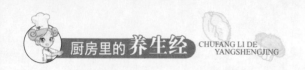

智慧之果——香蕉

经常服用保泰松的人，很容易发生胃溃疡出血。但是在服用保泰松之后，适当地吃一些香蕉，就会防止胃溃疡出血的发生，这是因为香蕉中含有一种化学物质 5-羟色胺，这种物质能够有效防止胃溃疡的发生，还能够刺激胃黏膜的生成，胃黏膜增多就可以保护我们的胃。

一、挑选香蕉的小窍门

一般来说，香蕉在不成熟的情况下是皮厚肉少的，待完全成熟后，就变得皮薄肉多了。成熟香蕉皮的颜色是鲜亮的，两端微微有点青色，自身有弹性，柔软香甜；而不成熟的香蕉果皮呈青色，不容易剥离，果肉很硬，没有甜味。

在挑选的时候，我们应该买果实大而圆润的，并且表皮光泽鲜亮。此外，新鲜香蕉的表面是光滑的，没有黑色的斑点，果皮也容易剥落，果肉稍硬，不会很瘫软，口感香甜、不涩，没有一些其他的怪味。如果果皮发黑，枯干皱缩，则提示这样的香蕉有可能已经腐坏了，不可以购买。

香蕉买回家以后要放在通风阴凉的地方，不能够放进冰箱里。

二、香蕉可以当早餐

早餐可以吃香蕉和一些纤维含量很高的谷类食物。香蕉中含有大量的维生素 B_6，是人体进行新陈代谢不可缺少的一种物质。由于消化系统不能够承受很大的压力，很容易受到影响，所以身体中需要大量的纤维来缓解消化系统的压力。

香蕉中含有丰富的膳食纤维，因此当早餐能够很好地补充人体的需求。

三、防治高血压

当人的身体中"钠多钾少"的时候，就容易出现高血压和心血管疾病；香蕉中的钾离子含量非常丰富，钾离子能够调节钠离子舒缩心血管作用。香蕉的作用是控制体内钠离子浓度和酸碱平衡，使肌肉的神经保持正常。所以每天吃 3 根香蕉，对心血管病患者的调理是非常不错的。

四、治疗忧郁症

最近发现，香蕉中含有一种物质，这种物质可以帮助人脑产生 5- 羟色胺，还可以让人们的心情愉快，所以，患有忧郁症的病人适合多吃一些香蕉，可以将身体中影响情绪的激素减少，悲观的情绪也就会相对减少。

五、防治皮肤瘙痒症

用香蕉皮治疗由真菌引起的一些疾病，效果也是非常好的。患者可以将香蕉皮捣烂敷在皮肤上，然后用清水清洗，连续几日之后，就可以看见效果了。

六、防治痔（疮）及便血

每天可以空腹吃两根香蕉，或者将香蕉连皮一起炖熟吃。

七、减肥

香蕉中含量最多的是淀粉，食用之后容易使人体产生饱的感觉，因此就不想吃别的东西了，淀粉想要转换成糖类需要一定的时间，所以香蕉并不会让身体中的糖含量变高，身体中也不会积蓄很多的能量，从这个角度看，香蕉就是减肥的良品。

八、面膜

将香蕉捣成泥状，再加入适量的牛奶，调成糊状，敷在脸上。一刻钟左右洗掉。就可以使皮肤变得清爽嫩滑，对预防脸部痤疮有一定效果。

九、吃香蕉的注意事项

香蕉属于寒性，脾胃虚寒、胃痛腹泻的人应该少吃。香蕉中的镁含量非常丰富，多吃可以增加身体中镁的含量，对人的身体代谢有抑制的作用，身体的肌肉就会产生麻木感，并且会出现全身乏力、嗜睡等症状，开车的时候精神也不集中，因此开车之前不宜空腹吃香蕉。

油炸香蕉

原料：香蕉，花生油，豆沙馅，鸡蛋清，白糖，京糕。

做法：

1. 先将香蕉的皮去掉，然后切成长方形的片，将京糕碾成泥，备用。

2. 香蕉片铺平，用京糕泥将香蕉片的1/3均匀地抹匀，并且在上面盖上一片香蕉片，抹上豆沙馅，再盖上一层香蕉片，然后用手将这三层香蕉轻轻地压实，即成香蕉夹。

3. 将鸡蛋清放进碗中，然后用筷子沿着一个方向不断地搅拌，之后放入淀粉，搅拌成蛋清糊。

4. 将锅放在火上，加入适量的油，烧至六成热后，把香蕉夹放入蛋清糊中涮一下，投入锅中，炸成金黄色，然后捞出来，摆入盘内，撒上一些白糖即可。

食疗功效：能够健脾胃、润肠。脾胃虚弱、饮食减少、肠燥便秘、痔（疮）出血等病症者适宜食用。高血压、动脉硬化症患者食用也会有一定的效果。

长寿之果——山楂

　　关于山楂，还有一个传说，这个传说与四大美女之一杨贵妃有关。传说，唐太宗的宠妃杨贵妃经常脘腹胀满，不想吃饭。唐太宗为此坐立不安，请了很多的名医，用了很多的药材，但是杨贵妃的病并不见好转，反而更加严重了。有一天，一位道士路过皇宫，说能够为杨贵妃治好这种病症。唐玄宗立即将此人迎进宫中。道士牵线把脉后说："此乃脾胃柔弱，饮食不慎，积滞中脘所致。"于是，他开了一个药方："棠梂子10枚，红糖15克，熬成汁在饭前服用，每日服用3次。"然后就离开了。唐玄宗就将这个药方试了试，只用了半个月，杨贵妃的病就痊愈了。

　　棠梂子，就是现在我们所说的山楂。

山楂是我国特有的一种水果，其中的营养成分十分丰富，尤其是含有大量的有机酸和维生素 C，若是经常服用，就可以增进食欲，延长寿命，为此山楂也被世人称为"长寿之果"。

营养功效

1.山楂中有机酸的种类非常多，即使在加热的情况下，山楂中维生素 C 的结构也不会被破坏，并且还能够促进胃中食物的消化。所以人们在吃了油腻的食物或者是吃得过饱的时候，就可以吃些山楂糕或是山楂片等，可以有效地消食解腻。

2.山楂中的果胶含量也是非常丰富的。果胶能够帮助身体吸收放射性元素，因此有很好的防辐射作用，并且果胶还是人体中的"清道夫"，可以有效地清除身体中的垃圾，起到清毒排脂的作用。

3.山楂对防治心血管疾病有一定的作用，因为它的营养成分中含有能够将脂肪消耗掉的酶类，因此，可以加快胆固醇的转化，软化血管，降低血糖。

4.山楂中含有丰富的钙质，能够保护心脏，降低心血管疾病的发生率。

注意事项

1.山楂的味道很酸，因此胃酸的人要慎用，脾胃虚弱及消化性溃疡的人也最好不要多吃。即便身体健康，也要节制。

2.儿童在换牙期间不要过多地食用山楂，并且吃完山楂一定要漱口，否则就会对牙齿有伤害。

保存方法

新鲜成熟的山楂，表面是深红色的，并且有光泽，果实也很饱满。只要放在干燥阴凉的地方，不要受潮就可以了。

鲜山楂核桃饮

原料：新鲜山楂 50 克，核桃仁 50 克，蜂蜜 30 克。

做法：

1. 将山楂去核洗干净，加入适量的清水煮 20 分钟，将渣子倒掉，浆汁滤出来。

2. 把核桃肉放在清水里浸泡 30 分钟，加些水磨成浆。

3. 取出渣汁倒入锅中，直到汁液煮开，再将核桃汁缓缓地倒进去，煮开即可。

4. 根据个人的口味倒入适量的蜂蜜。

食疗功效：适合常年患有一些慢性疾病的老年人食用，也是职场女性的健康饮品，具有补肾健脑、助消化的作用。

果中水晶——葡萄

葡萄，又被称为草龙珠，也是女人们非常喜欢的水果之一。据分析，葡萄中含有大量的水、脂肪、蛋白质、糖类（碳水化合物）和一些微量元素，此外，其中还含有人体中所需的氨基酸和大量的果酸。因此，经常食用葡萄可以减轻精神衰弱的症状。

葡萄酒也是一种低浓度的饮料，其中含有几十种氨基酸和维生素，并且味道甘甜、鲜美，每天少饮一点，可以舒筋活络、开胃消炎。

葡萄原本是西亚的一种水果，传说是张骞出使西域的时候把种子带回了中国，因此在我国已经有了 2000 多年的历史了。

营养功效

葡萄中的糖分很容易被人吸收。其中的糖类主要是葡萄糖，所以当人们出现血糖低的时候，补充葡萄糖，就可以有效缓解头晕的症状。法国科学家的研究发现，葡萄能够抑制血栓的形成，并且能够降低人体中的胆固醇含量，降低血小板的凝聚力，对预防心脑血管疾病有一定的功效。

葡萄中含有一种很强的氧化剂，段为类黄酮，这种物质可以抗击衰老，并且可以清除身体的自由基。此外，葡萄中还含有一种防癌的物质，能够有效抑制细胞的癌变，还能防止癌细胞的扩散。并且在器官移植之后，葡萄可以减少受体发生排斥反应，让器官正常工作。

中医学认为，葡萄性平、味甘，能够滋养肾，凝气补血，同时还可以治疗小便不利、水肿等病症。

适用人群

葡萄作为一种营养均衡的水果，适合大多数人食用。尤其是对于贫血、高血压、精神衰弱的人来说，是很好的食材。

此外，葡萄干中也含有大量的糖和铁元素，适合大多数贫血的人食用。

适用量

每天服用 100 克最佳。

注意事项

1. 吃完葡萄之后不能马上喝水，因为这样很容易导致腹泻。

2. 吃葡萄最好连皮一起吃，因为葡萄中的很多营养都在皮中，葡萄汁的营养远远不及葡萄皮，所以说"吃葡萄不吐葡萄皮"是有一定道理的。

3. 葡萄中的糖含量很高，所以有糖尿病的女性朋友要慎重食用。在刚刚吃完葡萄的时候最好不要吃水产品，一般要相隔 4 小时之后，以免葡萄中的鞣酸与水产品中的钙质发生反应，形成身体难以吸收的物质，从而影响健康。

自制葡萄酒

原料： 葡萄若干，密封玻璃罐子一个，清酒适量。

做法：

1. 将葡萄洗干净，在清洗的时候，将 30 克淀粉放进水中，这样洗葡萄没有异味，还能除去其他的杂质。

2. 将淀粉搅拌均匀，把葡萄均匀地冲洗干净。去掉蒂，让葡萄变成干净的、一粒一粒的状态。

3. 将冲洗干净的葡萄控干水分，也可以用厨房纸巾擦拭干净。

4. 将葡萄捏碎放进玻璃容器中进行发酵。再倒入清酒，倒入八分满即可。

5. 将盖子盖好，放在阴凉的地方，储存 2 周以上，等到酒和葡萄都变色，就可以饮用了。

食疗功效： 可以增进食欲，防治不消化、便秘，并且还有一定的美容功效，适当的饮用可以起到滋补的作用。

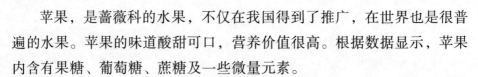

水果之王——苹果

　　苹果，是蔷薇科的水果，不仅在我国得到了推广，在世界也是很普遍的水果。苹果的味道酸甜可口，营养价值很高。根据数据显示，苹果内含有果糖、葡萄糖、蔗糖及一些微量元素。

　　美国有这样一种说法："每顿饭吃一个苹果，就不用看医生了。"这样说虽然有一些夸张，但是却说明了苹果的营养价值。因为苹果中的营养是全方位的，所以，非常适合营养需求多的广大女性朋友服用。

营养功效

　　1. 营养价值　苹果有"智慧果""记忆果"的美称。人们很早以前就发现，多吃苹果可以增强记忆力、提高智力。这是因为苹果中含有大脑必需的营养物质，如糖类、维生素、矿物质等，并且含有大量的锌元素。据研究，锌是人体中很多重要酶类的组成部分，是促进生长发育的关键元素。锌通过酶可以参加身体中的新陈代谢、脂肪代谢和糖类的代谢。此外，锌还是与记忆相关的元素。缺少锌会使大脑皮质生长不良，并且会影响记忆力。实验也证明，食物中缺少锌元素，幼童的记忆力和学习能力都会受到阻碍。并且锌还与身体的免疫力有关，缺少锌元素就会使身体的抵抗力下降。

2. 功效与作用

（1）苹果可以降低身体中的胆固醇含量：法国科学家证实，吃苹果可以有效降低血液中的胆固醇含量，增加胆汁的分泌，提高胆汁酸的功能，这样就避免了胆固醇在胆汁中沉淀形成胆结石。有人通过实验发现，在一些经常吃苹果的人中，有 50% 以上的人胆固醇比不经常吃苹果的人含量要低。

（2）苹果能够通便止泻：苹果中含有大量的纤维素，能够使大肠中的粪便变软；并且苹果中含有丰富的有机酸，可以刺激肠胃的蠕动，使大便更加通畅。苹果中的果胶含量也非常丰富，能够抑制住肠道中不正常的现象，减轻消化的速度，有效防止腹泻的发生。

（3）苹果能够降血压：苹果中的钾含量比较高，能够与身体中过于旺盛的钠盐结合起来，一起排出体外。当身体中的钠盐过多的时候，就可以吃一些苹果，这样有利于调节身体中的电解质平衡。苹果中含有容易被肠壁吸收的磷和铁等物质，能够补脑养血、安神定气。苹果的香气对抑郁症的防治有一定的作用。专家们经过试验可以发现，尽管很多的水果也有香气，但是苹果的香气对人类的影响是最大的，因为这种香气可以有效地控制人体中抑郁的情绪。临床试验也已经证明，若是一个人患有精神抑郁的疾病，那么就可以让其闻苹果的香气，这样心情就会变好，精神变得轻松愉快，抑郁的情绪就会消失。并且，失眠的人在睡觉前嗅一嗅苹果的香气，可以很快进入梦乡。

美人厨房

苹果银耳红枣汤

原料：苹果 3 个，干银耳 5 克，大枣 7 颗，枸杞子 5 颗，冰糖适量。

做法：

1. 将干银耳放在水里浸泡，直至泡发，然后洗干净碎成小块。

2. 将苹果洗干净，去核切小片。

3. 将干大枣洗干净，将核去掉，枸杞子也用水洗干净。

4. 将所有的材料放进锅中，加入适量的水，大火煮至沸腾。

5. 大火煮开后，转成小火煮 20 分钟即可。

食疗功效：口味甘甜，味道鲜美，可以美容养颜，防止上火，还可以补充身体中缺少的营养物质，如维生素、矿物质等。

排毒佳果——火龙果

火龙果，也可以叫做红龙果。原产于中美洲热带地区。火龙果具有丰富的营养，所具备的功能也比较独特，它含有其他水果中没有的青花素和植物性蛋白质，并且还含有丰富的纤维素。所以火龙果是人们生活中必备的良品。

营养功效

1. 功效

（1）可以排毒解毒，有效保护胃壁。

（2）可以预防脑细胞变性，有效抗击衰老，利于防止老年痴呆症的发生。

（3）可以美容养颜。

（4）可以减肥、润肠道、预防大肠癌等。

（5）火龙果的果汁味道香甜，并且含量多。可以制成罐头等食品，也可以晒干了制成咸菜。

2. 作用　火龙果能够有效防治便秘，并且对眼睛有保健功能，可降低胆固醇，还有美白的作用。另外，还能够解除重金属中毒，对癌症有一定的抑制作用。根据最新的研发结果显示，火龙果的汁液可以抑制肿瘤的生长，提高身体的免疫力，使身体的功能更加完善。

3. 营养价值

（1）火龙果的果汁中含有丰富的花青素，尤其是果肉为红色的品种。花青素是一种十分有效的抗氧化剂，能够防止血管的硬化，并且可以有效抑制心脏病的发生。

（2）火龙果中含有丰富的铁，可以制造身体中缺少的血红蛋白，女性摄入大量的铁还能够有效地防止贫血的发生。

4. 火龙果的保健功效　火龙果的枝叶和花中都含有一种很奇特的黏液，这种黏液具有很高的药用价值。火龙果能够治疗燥热咳嗽、颈淋巴结核等疾病，还能够治疗疝气、痈疮肿毒。

火龙果是一种高纤维、低热量的水果，有很大的食疗作用，经常食用火龙果还能够预防糖尿病，因此这种水果是人们日常生活中的良品，可以防止女性的身体过于臃肿、肥胖。

贵妃蚌炒火龙果

原料：贵妃蚌 400 克，火龙果 3 个，油 25 毫升，调味料，盐 3克、鸡精 2 克。

做法：

1. 将贵妃蚌中的肉取出来洗干净，用盐和味精一起腌制 5 分钟。

2. 将火龙果的壳去掉，取出果肉，切成小块，并且将果壳洗干净留用。

3. 在锅里放上油，将油烧热，然后将腌制好的蚌肉放进去，炒到七分熟的时候，将火龙果的果肉放进去，等炒熟后放进火龙果壳内。

食疗功效：可以清心降火，清除身体中的废物，排毒养颜，让广大女性的身体更加健康。

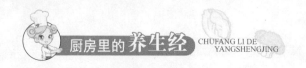

天然滋补品——白果

很多女性对白果非常陌生，白果听上去就像是一种水果的名字，但是白果还有一个名字，就是银杏。银杏是一种重要的药材，对人体也是很有帮助的。另外，白果还有很高的营养价值，可以使人体的肌肤红润，面部更加有光泽。

营养功效

1. **营养价值**　根据科学研究得出的结论：白果中含有丰富的蛋白质、糖类（碳水化合物）、脂肪、维生素 C、维生素 B_2 以及一些微量元素和 8 种氨基酸，因此具有很高的药用价值和营养价值，对人体的健康也有很大的帮助。

白果又称之为银杏果、公孙树子。味道有些苦涩，若是食用过量，会发生腹泻。

2. **作用**

（1）能够治疗哮喘、咳痰、咳嗽、白带、白浊、遗精、淋病、小便频数。

① 敛肺平喘，减少痰量——因此适合用于咳嗽气逆，偏寒发热等疾病。

② 收涩止带，除湿——可以治疗白带异常，因此适当吃一些白果可以改善女性白带异常、有异味等问题。

③ 祛痰定喘——吃白果可以有效化痰止咳。

④ 收敛除湿——可治疗赤白带下、小便浑浊、遗尿等。

（2）治疗肺结核：在中秋节的前夕，将半青半黄的银杏摘下来，不洗也不用去柄，然后放在生菜油内，泡 100 天就可以食用了。每天 3 次，每次 1 粒，在饭前服用，3 个月后病情就会好转。

3. **功效**　白果的果仁有防治哮喘、止咳化痰、保护血管、增加血流量的作用。

现代医学证明，白果还能够疏通血管、改善大脑、增强记忆力，并且能够延缓衰老，预防心血管疾病。银杏抗衰老的本领，在很多国家都已经应用。

食用白果，可以延年益寿，白果在宋朝的时候是宫廷贡品。在日本，人们有每天食用白果的习惯。在西方，圣诞节必须要吃白果。单说白果的食用方法，就有炒、烤、腌制、做罐头等。

除此以外，白果还能够有效地保护心脏、抗过敏、防止移植器官排斥反应等。

服用禁忌

1. 有实邪者不要服用。

2. 白果的成熟期大多是在秋季，因炒食或煮食过量，会引起中毒或者一些不良反应。生吃白果的中毒反应一般在 12 小时之内出现，症状为发热、呕吐、泄泻、腹痛、惊厥、呼吸困难，严重的甚至会因为呼吸衰竭而死亡。还有一些女性感觉下身瘫软，浑身无力。

白果莲子粥

原料： 白果干 60 克，莲子 50 克，燕麦片 30 克，芡实米 30 克，龙眼肉 30 克，枣干 15 克，冰糖 15 克。

做法：

1. 将莲子用温水泡开。

2. 将白果仁洗干净，泡软，将白果的果心取出来。

3. 将芡实、龙眼肉、大枣都洗干净，备用。

4. 在锅中加入适量的水，将麦片、白果、芡实、龙眼肉、大枣放入，然后开旺火将其煮沸。

5. 再改用小火焖 15 分钟，放入莲子，然后再煮 10 分钟。

6. 最后加入适量的糖，搅拌均匀后食用即可。

食疗效果： 白果不仅仅是一种很好的药材，同时也是一种很好的食疗物质，适当的食用可以延缓肌肤衰老、扩张血管，并且促进血液循环，使人们的皮肤变得红润，延年益寿，是人们养生的最好食物之一。

养血佳品——大枣

大枣又名红枣、干枣、枣子，最早的起源地是中国，其在中国已经有 4000 多年的种植历史，是我国的"五果"之一。大枣中含有大量的蛋白质、脂肪、糖类、B 族维生素、胡萝卜素及一些其他的微量元素，其中还含有大量的维生素 C，因此又被称为"维生素王"。

功效与作用

1. 抗肿瘤 大枣中的环磷腺苷（cAMP）在生物体内参与细胞的分裂、形态形成和类固醇的形成，并且在基因转录中起到了作用，影响了身体中蛋白质的形成。更重要的是 cAMP 能够治疗各种肿瘤疾病，减少机体合成亚硝酸盐，从而有效抑制癌症的发生。另外，大枣中还含有三萜类化合物，这种化合物也能够有效的控制癌细胞的增长。

2. 抗氧化 大枣中含有丰富的维生素 C，具有很强的抗氧化功能，可以参加组织细胞的还原反应，与身体中很多的物质代谢有关，充足的维生素 C 能够促进身体的快速成长，并且能够增强免疫力。

3. 降血压、降胆固醇 大枣中的生物类黄酮（维生素 P）是所有蔬果中含量最高的，这种物质能够维持毛细血管的通透性，改善微循环，从而能够有效防止动脉血管的硬化，还可以在体内增强维生素 C 的抗氧化效果。另外，大枣中含有一些皂类物质，能够调节人体的代谢，增强免疫力，降低心血管疾病的发生率；所含芸香苷（芦丁）能够保护血管通畅，防止血管壁变得脆弱，对高血压、动脉粥样硬化等一些疾病有很好的疗效；所含的黄酮类物质也可以预防高血压。

4. 保肝护肝 大枣中含有果糖、葡萄糖等一系列糖类，并且可以使身体中的血清蛋白明显增加。大枣还能增强体内单核细胞的功能，可以保护肝、增强体力。大枣中的维生素 C 及 cAMP 等，可以将化学药品对肝的影响降到最低，并且能够有效促进蛋白质的合成，增加血清中蛋白的含量。

在临床试验中，大枣还可以治疗慢性肝炎和早期肝硬化等疾病。

食用宜忌

凡有湿痰、积滞、虫病、齿病者均不可以食用大枣。

1.《随息居饮食谱》曰："多食患胀泄热渴，最不益人。凡小儿、产后及温热、暑湿诸病前后，黄疸、肿胀并忌之。"

2.《本草汇言》曰："胃痛气闭者，蛔结腹痛及一切诸虫为病者，咸忌之。"

3.《本草经疏》曰："小儿疳病不宜食，患痰热者不宜食。"

4.《医学入门》曰："心下痞，中满呕吐者忌之。多食动风，脾反受病。"

宜：胃虚吃饭少、脾虚便溏、长期气血不足、心慌失眠、神经衰弱、贫血头晕、患有慢性心血管疾病的女性，多吃一些大枣是有好处的。过敏体质、过敏性鼻炎、过敏性湿疹、内分泌紊乱、各种癌症的患者也要多吃大枣。

忌：痰多、腹胀、舌苔厚腻、有肥胖症的患者要禁食。患有急性肝炎的女性不宜食用；牙齿疼痛的女性不宜食用；患糖尿病的女性不宜食用。

大枣花生龙眼泥

原料：大枣 100 克，花生米 100 克，龙眼肉 15 克，红糖适量。

做法：

1.将大枣去核，用清水洗干净，待用。

2.把花生洗干净，龙眼肉也洗干净，晾干，待用。

3.将大枣、花生米、龙眼肉放在一个大碗内，捣成泥，加入适量的红糖搅拌均匀，然后放在蒸笼上蒸熟即可。

食疗效果：大枣和龙眼肉都有补气益血的功效，因此经常吃可以补气、健脾、防止上火。还能够美容养颜，是女性朋友的保养品。

美容养颜——樱桃

樱桃成熟之后颜色是鲜红的，玲珑剔透，十分可爱，并且营养丰富，在医学上有很高的价值，又有"含桃"的美称。

一般的水果含铁量都很低，樱桃却含有很高的铁元素，居于水果首位。

我国古代中医学就有对樱桃药用价值的记载："樱桃味甘、平涩，能调中益气，适当多食可美颜，美志性。"还有"治人体虚证，大补元气，滋润肌肤的功效。"

樱桃虽好，但是不能够多吃，否则"爽口物多终作疾"，影响人体的健康。《本草衍义补遗》中曾经说道："樱桃属火，性大热而发湿。旧有热病及喘嗽者，得之立病，且有死者也。"可见，食用水果也要讲究科学和食用方法。尤其是樱桃经雨淋，内部会生小虫，但是肉眼很难看见，用水浸泡使小虫出来，食用时才安全。

营养功效

1. 营养成分 樱桃中含有大量的营养物质，其中包含铁、维生素A、维生素B、维生素C及钙、磷等矿物元素，还含有大量的水、蛋白质、脂肪、糖类（碳水化合物）、热量、粗纤维、磷和一些微量元素等。

2. 食疗作用

（1）可以防治贫血。樱桃含铁量高，在各种水果中居首位。铁能够合成人体血红蛋白、肌红蛋白，在人体免疫、蛋白质合成和能量代谢的过程中都有很重要的作用，同时还能够调节大脑神经的衰老。经常吃樱桃可以补充身体中的铁元素，促进血红蛋白再生，防止缺铁性贫血，增强大脑的记忆力。

（2）可以防治麻疹。在麻疹流行时，常饮用樱桃汁，有发汗解毒的功效。

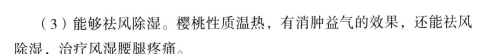

（3）能够祛风除湿。樱桃性质温热，有消肿益气的效果，还能祛风除湿，治疗风湿腰腿疼痛。

（4）能够收涩止痛。樱桃汁能够治疗烧伤，并且起到收敛止痛、防止感染的作用，同时樱桃还能治疗冻伤。

（5）能够养颜驻容。若是经常用樱桃汁擦在面部的皱纹处，能够使面部皮肤变得红润，还可以快速去皱消斑。

微波炉樱桃

原料：新鲜樱桃、白砂糖。

做法：

1. 将新鲜的樱桃洗干净，放在淡盐水里浸泡 30 分钟，沥干水分。

2. 去蒂，然后放进碗中，倒入白糖拌匀，腌制上。

3. 腌制 30 分钟左右，白糖开始融化成水。

4. 将容器敞开，不盖盖子，放入微波炉中，高火加热，4 分钟即可。

5. 戴上手套取出，倒出汁水。再放进微波炉高火加热 4 分钟，取出来后搅拌一下。

6. 最后再放入微波炉高火加热 4 分钟，取出来查看，容器内没有汁液是最好的。若是吃不完，也可以放在瓶中，储藏在冰箱里，但是 1 周之内必须吃完。

食疗功效：樱桃有美白的作用，还能够消暑，治疗失眠多梦等病症，因此经常吃这道菜，可以有效改善女性的睡眠质量，会使女性的身心更加健康。

夏日消暑——西瓜

西瓜是一种蔓性草本植物。瓜瓤脆嫩，味道甘甜，多汁解渴，并且其中含有丰富的矿物质和维生素。此外，西瓜对于肾炎、糖尿病及膀胱炎等疾病都有很好的辅助治疗效果。

我国南北地区都种植西瓜。瓜是呈椭圆形的，皮的颜色也不同，有深有浅，瓤多汁而甜，最常见的是红色，也有些是黄色的。

营养功效

1. 功效 西瓜性寒，味甘，归心、胃、膀胱经。能够解暑消热、生津止渴，还可以治疗胸闷、小便不利、中暑等症状。

（1）解暑气：盛夏，女性都会感到一种闷热感，精神萎靡，头脑发涨，食欲缺乏，体重也会下降。温度越高，这些症状就会越明显，等到秋天才会慢慢平复，然而第二年的夏天依旧会出现。

这种症状俗称"疰夏"。医学上认为，"疰夏"是因为夏天的时候暑湿之气侵入人体，阻碍了中焦脾胃之气而造成的。若是女性的饮品太杂，或者很少做活动就会出现这种症状。"疰夏"之后，可以减轻体重10斤左右（5千克），等到秋天来临之后才会逐渐康复，患者可以用西瓜皮和花生2两，麦芽1两，薏苡仁1两，一起熬煮成汤，每天服用，可以缓解这种病状。

（2）治中暑：在夏天人们很容易中暑，然后就会头晕脑涨，若是没有呕吐的情形，就可以用西瓜榨成汁，每日服用，轻的就此治愈。若是发热不退，可用淡豆豉、香薷煲汤，然后再服用西瓜汁，即可治愈。若是突然腹泻或是呕吐不止，应请医生治疗。但在服药休养后，可以用西瓜汁代替饮料饮用。

2. 作用

（1）治疗夏季痤疮。绿豆和水煮成汤，水开了以后再煮10分钟，然后将绿豆去掉，把不削外皮的西瓜皮放进去煮沸，然后冷却。饮汤，一日数次。可以消肿下气、解暑止热。

（2）可以健脾消暑。新鲜西瓜与大枣一起煮，每日当茶饮。

3. 西瓜皮的营养价值 西瓜皮也称为西瓜的"翠衣"，性味甘寒，能够清热解暑，还可以治疗咽喉肿痛、口舌生疮等。

橙汁莲藕西瓜皮

原料： 莲藕，西瓜皮、调味料、橙汁、盐、白糖各少许。

做法：

1. 将西瓜皮削去外面的一层绿皮，去掉内层红瓤，切成条状。

2. 将莲藕洗干净去掉外皮，切成片，浸泡在凉水中。

3. 将瓜条、藕片分别用开水烫一遍，取出沥干水分。

4. 在瓜条、藕片中加入一些橙汁、盐、白糖拌匀，色泽呈淡黄色，就可以装进盘子中食用了。

食疗功效： 酸甜适度、清脆可口，可以消暑利尿，调节胃肠消化吸收功能，有效地增进食欲，让女性在夏天有效地补充水分，使皮肤更加水嫩健康。

百果之宗——梨

梨又称快果、蜜父、玉乳等，也称为白梨、水梨，是一种乔木梨树的果实，味道微酸，性凉、平。梨在我国已经有 3000 多年的历史，在全国各地皆有梨的种植，其品种多达 1000 余种，是人们生活中不可缺少的一种水果。

营养功效

1. **营养成分** 梨中的营养成分非常高，其中包含蛋白质、脂肪、糖类、钙、磷、铁、维生素 A（胡萝卜素）、维生素 B_1、维生素 B_2、维生素 C、烟酸等营养物质。

在吃梨的时候舌头会感觉很粗糙，这是因为木质及纤维将细胞汇聚在一起而形成的，可刺激肠管，消除大便秘结。

2. **功效** 医学界认为，梨是百果之宗，在水果中有很高的地位，并且比苹果还要普遍，因此不喜欢吃梨的女性是非常少的。梨有润肺、清心、化痰、退热、止咳、降火、解疮毒和酒毒的功效，经常食用可以补充人体中的营养，对肝炎、肺结核、急慢性气管炎、上呼吸道感染、高血压病、心脏病和食管癌等病症很有益处。爱唱歌的女性经常吃一些梨，可以保护自己的嗓子。

注意事项

梨属凉性的水果，患有脾胃虚寒、慢性肠炎、腹泻、寒痰咳嗽、糖尿病、伤风感冒、消化不良和产后女性不宜食用。

美人厨房

冰糖川贝梨

原料：梨、川贝、冰糖。

做法：

1. 将川贝碾碎。将梨从1/3处分开，把梨核去除，做成小碗的形状。

2. 在梨心中放入川贝和冰糖，将盖子盖好。

3. 放入炖盅，在蒸锅上蒸，直到梨流出水来。

4. 冰镇后，味道会更加鲜美。

食疗功效：川贝有止咳化痰、平喘的功效，因此与生津止渴的梨一起炖，能够起到止咳化痰、消除咽喉炎症的功效，是女性朋友保养嗓子的良方。

百益之果——木瓜

我们平日里食用的木瓜也可以叫做番木瓜，果皮光滑美观，瓜肉厚实，香气四溢，有"百益之果""水果之皇"等一系列的美称，更是岭南四大名果之一。木瓜中含有丰富的氨基酸和钙、铁等元素，半个木瓜可以维持人体一天所需的维生素C。木瓜在中国被称为"万寿果"，也就是说，经常吃木瓜可以延年益寿。

营养功效

1. 功效

（1）木瓜性温味酸，可以平肝和胃，活血降压。

（2）木瓜的果肉中含有 10 余种氨基酸，可以为人体补充能量。

（3）木瓜中含有大量的维生素 C，可以保持人体的皮肤活性。

（4）木瓜能消除身体中的过氧化素，还可以净化血液，对防治肝功能障碍、高血压和高血脂等疾病有一定的作用。

（5）番木瓜碱可以抗肿瘤，防治身体中出现致癌物质，还可以预防白血病的发生。

（6）木瓜里的酵素可以分解肉食，减轻胃的工作量，帮助消化，防治便秘。

（7）木瓜能均衡人体中激素的代谢，润肤养颜。

2. 作用

（1）能够健脾消食。木瓜中含有大量的木瓜蛋白酶，可以将身体中的脂肪有效地分解成为脂肪酸。

（2）能够抗疫杀虫。番木瓜碱和木瓜蛋白酶能够抑制身体中结核杆菌和寄生虫等病原微生物。

（3）能够通乳抗癌。木瓜中存在凝乳酶，具有通乳作用，同时还可以有效地防止淋巴瘤的产生。

（4）能够补充营养，提高身体的抗病能力。木瓜中的水分、糖类（碳水化合物）、蛋白质、脂肪等物质非常丰富，因此可以有效地增强身体中的营养，增强机体的抗病能力。

（5）能够抗痉挛。木瓜果肉中的番木瓜碱能够缓解身体中出现的痉挛疼痛，对腓肠肌痉挛也有很好的治疗作用。

木瓜炖牛排

美人厨房

原料：木瓜 1 个，牛排 300 克，蒜末、辣椒各少许，蚝油、高汤、玉米粉各适量，鸡蛋 2 个，淀粉、米酒适量。

做法：

1. 用盐、玉米粉和鸡蛋，将牛排腌制 4 小时，然后将牛排切成条状。

2. 将木瓜切成条状，先用小火过一遍油。

3. 用蒜末、辣椒将油锅爆香后，把牛排放进锅中，再加入蚝油、高汤和少量的米酒。最后，用淀粉进行勾芡，再加入木瓜拌炒一下即可。

食疗功效： 木瓜炖牛排可以使蛋白质和维生素结合。牛肉性温，与水果一同入菜，能散出牛排中的热量。牛肉中蛋白质、钙、磷、铁和维生素 A 等含量丰富，木瓜中则含有大量的维生素 C，两者一同食用，可以使营养更加均衡。

保健之果——菠萝

　　菠萝是一种很好的保健食品，含有菠萝蛋白酶，这种物质能防止血栓形成，可以降低心脏病的死亡率。菠萝中还含有大量的糖和盐，有消肿、利尿的作用，经常服用菠萝汁可以有效控制高血压，还可以治疗肾水肿和咳嗽。菠萝中含有大量的蛋白酶和膳食纤维，能够很好地帮助人体消化食物。因膳食纤维的体积较大、吸附性好，所以能够消除身体中的有害物质，还能够缓解便秘等症状。

　　菠萝营养丰富，其中含有大量的维生素 C，还含有大量的菠萝蛋白酶，能够消耗身体中的蛋白质，因此在吃完肉类之后，可以再吃些菠萝。菠萝中还含有丰富的果糖、葡萄糖、有机酸、粗纤维、蛋白质、氨基酸、钙、磷、铁、胡萝卜素和多种维生素。

　　人们在吃完菠萝的时候往往会有一种麻涩的感觉，这让人觉得很不舒服。这主要是因为菠萝蛋白酶对舌和口腔的刺激作用，用淡盐水浸泡后即可将酶去掉。但是用淡盐水浸泡的时间也不能太久，若是时间过久，就会影响菠萝中其他的营养成分，最好不要超过半小时。盐水的浓度也不能太高，稍微有一点咸味即可。

有些人在食用菠萝后出现腹痛、头晕、呕吐、腹泻等症状，这是菠萝蛋白酶所引起的过敏症状。菠萝中含有氨类有机物，可以使敏感的人出现症状。并且还会使过敏体质的人血管收缩，血压升高。因此，过敏体质的人吃菠萝一定要小心，尽量不吃。

将菠萝用盐水浸泡，可以有效地减少菠萝中的过敏原，但是如果情节严重的过敏者，还是不要食用为好。患有溃疡病、肾病、凝血功能障碍的患者不能食用菠萝，发热及患有湿疹、疥疮的患者也不宜食用。

菠萝炒牛肉

原料：牛肉 250 克，菠萝 1 个，盐、糖、料酒、鸡精、蚝油适量。

做法：

1.牛肉选比较嫩的地方，横着（逆着纹理）切成片，加上生油，糖和淀粉，胡椒面和生姜粉，腌 15 分钟左右，然后再加入生油搅拌均匀。

2.菠萝去皮，并且将眼削掉，去掉中间的硬心，切成 2 厘米厚的片，然后将每片切成小块，用淡盐水浸泡几分钟，取出来晾干。

3.炒锅烧热，放两匙油，将腌制好的牛肉放进去，快速滑散，再加入一勺蚝油，炒几下，将菠萝片放进去，快炒几下，然后出锅。

食疗功效：菠萝味甘、微酸，性平，入胃、肾经，具有止渴解烦、健脾解渴、消肿、祛湿、醒酒益气的功效，可用于消化不良、肠炎腹泻、伤暑、身热烦渴等症，也可用于高血压眩晕、手足软弱无力的辅助治疗。牛肉具有补脾胃、益气血、强筋骨、消水肿等功效。

第2章
厨房中不可缺少的食材——蔬菜

红宝石——番茄

番茄，别名西红柿。中国有这样一句谚语，"番茄红了，医生的脸绿了"，这句话的含义就是番茄的营养非常丰富。现在医学界已经充分证明，番茄对于健康是非常重要的，这是因为番茄中含有非常丰富的番茄红素和维生素 C。其中，番茄红素是类胡萝卜素中抗氧化能力最强的物质，这种物质能够有效地防止细胞被氧化，也可以减少身体内的细胞发生癌变。实验表明，从番茄中提取的物质可以起到抗癌的作用，还可以抑制身体内恶性肿瘤的生长。

此外，番茄还能够防止血栓形成，番茄籽的周围有一些黄色胶状物质，这些物质可以防止血液中血小板的凝聚，降低血栓的危险。

番茄还能够预防肺气肿。因为番茄中含有大量的番茄红素，番茄越红，番茄红素的含量就会越多。番茄汁可以有效地治疗因为吸烟而引起的肺气肿，就是因为番茄红素具有很强的抗氧化能力。

番茄能够提高人体的免疫力，并且可治疗腹泻、腹痛等。经常食用番茄的女性其身材会比不吃番茄的女性更加高挑，也不会发生营养不良的现象，还会减少很多疾病的发生。

食欲缺乏的女性也可以每天喝一些番茄汁；轻度消化性溃疡的女性，可以将番茄汁和马铃薯汁混合食用，可以有效治疗溃疡。

众所周知，番茄的美容效果是最好的。将番茄捣烂，放上一些白糖搅拌，然后每天用来敷脸，可以使皮肤光滑，防止皱纹的产生。将番茄的皮和籽去掉，敷在脸上，可防治真菌、感染性皮肤病。

番茄还能够防暑退热、清热解毒。因此患有高血压的女性，吃了之后会感觉很舒服。将番茄切片，加盐或糖少许，熬成汤，可以防止中暑。

番茄汁还有醒酒的作用。因为番茄汁富含果糖，这种物质能够有效地将酒精分解，达到醒酒的目的。

番茄可以驱赶蚊虫。夏天外出野营时，如果忘带杀虫剂，可以用番茄防止蚊虫侵扰，因为番茄汁有驱赶蚊虫的作用。实验还证明，番茄汁还可以用来对付蟑螂等。

有狐臭的女性还可以用番茄来祛除狐臭。一盆清水中加入 500 毫升的番茄汁，然后浸泡、擦洗双腋 15 分钟，每周 2 次。可以起到消除狐臭的效果。

不过，番茄最好煮熟吃。因为煮熟了之后，番茄红素才会完全的释放，更加容易被人体吸收。另外，不要空腹吃番茄，因为这样很容易引起胃酸升高。

火腿番茄奶酪鸡蛋卷

原料：火腿肠 1 根，番茄 1 个，鸡蛋 3 个，奶酪片若干，盐适量。

做法：

1. 将鸡蛋打碎，放入适量的盐，搅拌，放在碗里备用。

2. 将火腿切成丝，奶酪片切成丝，西红柿洗干净，切成丁。

3. 将锅里放上油，烧热，将西红柿丁和火腿丝放进去炒软，盛出来备用。

4. 放上平底锅，将油烧热，将鸡蛋放进去，把锅转一圈，让鸡蛋平铺在锅上，形成一个鸡蛋饼。

5. 在鸡蛋还没有熟透的时候，将炒好的西红柿、香肠丝和奶酪丝放上去，熟透以后卷起来即可。

食疗功效：番茄有美容养颜、抗击癌症的作用，因此与具有高蛋白的奶酪一起，更能够补充人体中所需要的营养物质，从而很好地保护女性的皮肤。

美容蔬菜——油菜

油菜属于十字花科的植物，产自我国，颜色呈深绿色。

油菜按照叶柄颜色的不同，可以分为白梗菜和青梗菜两种。白梗菜，叶子是绿色的，叶柄是白色的，直立生长，味道有点苦，也带一点甜味；青梗菜，叶子是绿色的，叶柄是淡绿色的，扁平微凹，植株矮小并且很肥胖，叶片也很大，质地脆弱，略微带一点苦味。

油菜的营养丰富，可以说是蔬菜中的佼佼者。

营养功效

1. 营养分析与功效

（1）降低血脂：油菜属于低脂的蔬菜，其中含有丰富的膳食纤维，能与胆酸盐、胆固醇和三酰甘油结合在一起，然后随粪便一起排出体外，从而能够减少脂类的吸收，所以可以用来降血脂。中医上认为油菜能够活血化瘀，因此可以用来治疗疖肿、丹毒等疾病。

（2）解毒消肿：油菜中还含有丰富的植物激素，能够增加酶类的形成，因此可以吸附进入人体的致癌物质，起到防癌的作用。此外，油菜还能够增强肝的排毒功能，对皮肤疮疖、乳痈有治疗作用。

（3）宽肠通便：油菜中含有大量的植物纤维，能够促进肠道的正常活动，排便量也就会相应增加，将粪便滞留在大肠内的时间大大缩短，从而可以治疗便秘，还可以预防肠道肿瘤。

（4）强身健体：油菜中含大量胡萝卜素和维生素 C，因此有助于增强机体的免疫功能。油菜中还含有大量的钙，可以有效地防止骨质疏松。

2. 适合人群　油菜中含有丰富的营养，一般人都是可以食用的。

（1）发生口腔溃疡、齿龈出血、口角湿白、淤血腹痛、牙齿松动、癌症患者要多吃油菜。

（2）痧痘、疥疮、目疾患者、怀孕早期妇女、狐臭等一系列慢性疾病的患者要少吃。

3. 食疗作用　油菜性味温辛，不含毒素，入肝、肺、脾经；茎、叶可以起到消肿解毒的作用，可以治疗痈肿丹毒、劳伤吐血、血痢等疾病；油菜子可以活血化瘀，治疗产后心、腹诸疾及恶露不下、蛔虫肠梗阻等。

做法指导

1. 油菜的食用方法非常多，可以炒、烧、焓、扒、作辅料等，如"蘑菇油菜""焓炒油菜"等。

2. 在食用的时候要现做现切，最好用旺火爆炒，这样就可以保持油菜的香脆性，营养也不容易被破坏。

3. 吃剩下的油菜过夜后最好不要食用，因为这样会造成亚硝酸盐沉积，容易引起癌症。

蚝油豉汁油菜

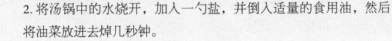

原料：油菜，食用油，白糖，蚝油，盐，豆豉，花生碎适量。

做法：

1. 油菜掰成小块，清洗干净，豆豉切碎了后备用。

2. 将汤锅中的水烧开，加入一勺盐，并倒入适量的食用油，然后将油菜放进去焯几秒钟。

3. 看见油菜变软时，立刻捞出来放进凉水中。

4. 炒菜锅加入加入底油，然后烧热，将豆豉放进锅中，炒出香味，然后倒入两勺蚝油，加入一碗清水、一勺白糖，中火煮开。

5. 将油菜捞出来，控干，将蚝油酱汁淋在上面即可，还可以撒上一些碎花生、香葱或者芝麻来提香。

食疗功效：油菜中含有大量的维生素 C，因此能够起到美容养颜的作用，加上蚝油，不易破坏油菜中的营养成分，使油菜清肠排毒的功效更加显著，因此是女性们自内而外养颜的好方法。

黄色小人参——胡萝卜

胡萝卜，又可以称之为红萝卜，原产地是中亚、西亚地区，元代末期传入我国。

胡萝卜在西方的饮食文化中有很高的名誉，是蔬菜中的珍品。荷兰人更是将它列为国菜之一。胡萝卜中所含的营养十分的全面。据测定，其中含有大量的糖类（碳水化合物）、蛋白质、脂肪、金属元素、多种维生素以及一些微量元素，尤其是含有的胡萝卜素，即使在高温的情况下也不容易发生变化，且很容易被人体吸收。胡萝卜素具有维持上皮细胞正常、防止呼吸道感染、促进人体发育等功能。

营养功效

1. **益肝明目**　胡萝卜中含有大量的胡萝卜素，这种胡萝卜素的一个分子相当于 2 个维生素 A 分子，当这种胡萝卜素进入机体后，就会通过酶的作用，将一部分的胡萝卜素转换成维生素 A，因此可以起到明目的作用，并且还可以治疗夜盲症。

2. **利膈宽肠**　胡萝卜中含有大量的植物纤维，吸水性也是非常强的，因此在肠道中体积就会膨胀，可以加快肠道的蠕动，从而利膈宽肠，还可以防止发生癌症。

3. **健脾除疳**　在骨骼生长期间最需要的物质就是维生素 A，这种物质有利于细胞的增长与繁殖，是机体生长不可缺少的一种物质，尤其是对于婴儿的生长发育，有很重要的作用。

4. **增强免疫力**　胡萝卜素转换成维生素 A 以后，就能够增强机体的免疫力，防止身体中的细胞发生癌变。此外，胡萝卜中还含有一种物质，那就是木质素，这种物质可以提高机体的免疫力，并且由于木质素显出较强的细胞毒性，因此具有抑制癌细胞增殖的作用。

5. **降糖、降脂**　胡萝卜中含有降糖的物质，适宜糖尿病患者食用，胡萝卜中还含有懈皮素、山标酚等物质，能够增加动脉的血流量，从而达到降脂的目的，促进肾上腺的合成，还能够降低血压，增强心血流动，所以患有高血压和心血管疾病的人可以多吃。

胡萝卜是一种带根的蔬菜。根据科学研究，经常食用带根的蔬菜，可以增强身体功能，还可以御寒耐冷。日本专家研究发现，带根的蔬菜是生长在土壤里的，因此根部和皮中含有大量营养物质。

近年来，我国的营养学家发现，胡萝卜具有很好的抗癌作用。因为缺乏维生素 A 的人，癌症的发生率往往会比正常人高出很多，所以每天吃一定量的胡萝卜，对身体抗击癌症是有很大帮助的。

同时，胡萝卜中还含有大量的叶酸，这是一种 B 族维生素，也是一种具有抗癌作用的物质。所以，对于长期吸烟的人，每日能够饮半杯胡萝卜汁，则可以有效地保护自己的肺部。

胡萝卜素是一种脂溶性物质，所以只有在油中才能被很好地吸收。因此，食用胡萝卜的方法最好是在油内烹食，或者是与肉类一起炖食，这样才能保证其中的营养物质很好地被吸收。

菊花胡萝卜汤

原料：菊花少量，胡萝卜1根，葱花，食盐适量，味精，清汤适量，香油少量。

做法：

1. 将胡萝卜洗净，然后切成片，装在盘子中待用。

2. 将锅放到火上，放进去一些清水，然后放入一些菊花、食盐 、胡萝卜，煮熟。

3. 淋上香油，然后放入一些味精，最后放进汤盆中。

食疗功效：

1. 菊花性凉、味苦，入肺、肝、肾经，能够清热解毒、凉血，胡萝卜味甘、性平，入脾、胃、肺经。

2. 胡萝卜中含有大量的 β－胡萝卜素，有滋肝、养血、明目的效果。

3. β–胡萝卜素是一种强力的抗氧化剂，可以防止细胞因为遭受了癌变而引起癌症，预防早衰及白内障。

4. 菊花胡萝卜汤味道清淡、微甜，并且带有一些香气，含维生素A丰富，可滋肝、养血、明目，经常食用还可以防止老花眼。

晶莹剔透的蔬菜——绿豆芽

绿豆芽中含有丰富的营养，其中包含维生素C、天冬氨酸、酪氨酸、缬氨酸、草氨酸、亮氨酸、苯丙氨酸、异亮氨酸等一系列的有机酸物质。

在我们的日常生活中，芽菜已经是我们餐桌上经常出现的食物了。在芽菜中，绿豆芽的营养是最为丰富的，绿豆芽也是人们最为推崇的食物之一。并且在绿豆芽的发芽过程中，维生素C的含量会大大的增加，其中的蛋白质还会分解成多种氨基酸，营养价值是绿豆原含量的7倍，所以说绿豆芽的营养更高。

营养功效

绿豆芽中含有大量的纤维素，是便秘患者的好食物，能够预防消化道的癌症。这种纤维素还能够清除身体中的胆固醇和脂肪，有效防止心血管疾病的发生。中医学认为，经常食用绿豆芽可以清热解毒、利尿除湿等。

绿豆芽是一种祛痰火、湿热的蔬菜，所以高血压、高血脂患者可以常吃绿豆芽，可清洁肠道、解毒散热、治疗口腔疾病等。

注意事项

　　绿豆芽属寒性，在烹食的时候最好放一些姜丝，这样可以将寒性中和，利于在夏季食用。

　　在烹饪的时候，不宜放很多的油，要尽量保持原有的清淡口味，并且在下锅的时候要迅速翻炒，还要适当加一些食醋，这样有利于绿豆芽中水分和维生素 C 的保持，口感也会更好。绿豆芽的纤维比较粗糙，不容易消化，所以不适合脾胃虚寒的人食用。

　　1. 现在市场上的豆芽有些是用激素催熟的，一般催熟的豆芽是没有根的，所以无根豆芽是国家禁止销售的蔬菜之一。

　　2. 正常的绿豆芽有些微黄的颜色，不是很粗，水分也适中，没有异味；不是正常的绿豆芽有点发白，豆粒发蓝，水分也比较多，散发着化肥的气味。另外，在选绿豆芽时应该选 5 ～ 6 厘米长的，这样的绿豆芽比较好。

凉拌绿豆芽

原料： 绿豆芽、糖、色拉油、胡萝卜、鸡精、千张（豆腐皮）、姜、盐、木耳、红辣椒、醋各适量。

做法：

1. 将豆芽的根摘掉，让其在水中泡一会，然后洗净，用开水烫一下。

2. 千张洗净，切丝，也用开水烫一下。胡萝卜、木耳、红辣椒、姜等材料洗干净，切成丝。

3. 炒锅放油，把胡萝卜丝、木耳丝、红辣椒丝、姜丝放进锅中炒熟，关火，晾凉。

4. 加绿豆芽、千张丝，加盐、糖、醋、鸡精调味即可。

食疗功效： 绿豆芽属于寒性的植物，因此能够起到败火的作用。经常食用凉拌的绿豆芽，可以有效地清理女性的肠道，祛除身体中的肝火，起到养颜的功效。

蔬菜皇后——洋葱

现代医学表明，洋葱中含有很多的硒。硒是一种能够抗氧化的微量元素，它有一个非常特殊的作用，就是能够产生谷胱甘肽，谷胱甘肽的作用就是向人体的细胞中输送氧气，这样人体内硒的含量就会增加，癌症的发生率也就会相应的下降。所以，洋葱是一种能够抗癌的食物。

同时洋葱还能够降血糖，这是因为洋葱中含有与甲磺丁脲很相似的有机物质，并且能够生成有利尿作用的皮苦素。糖尿病患者若是每天能够吃一些洋葱，就可以起到降血糖的作用。

洋葱可以说是最常见的蔬菜之一，并且它的药用价值也是非常值得关注的。最近的医学研究表明，洋葱的功能主要有以下 7 个方面。

1.洋葱能够发散风寒，这是因为洋葱中含有一种易挥发的油性物质，叫做硫化丙烯，这种物质有些偏辣，能够抗流感，还有很强的杀菌作用。

2.洋葱的营养非常丰富，并且有辛辣的气味，能够促进肠胃的消化，增强食欲。洋葱中不含有脂肪，而是含有能够降低脂肪的物质，可以有效地治疗消化不良或是食欲缺乏等病症。

3.洋葱中含有前列腺素 A。前列腺素 A 能够起到舒张血管的作用，同时还能够稀释血液黏度，因此可以降低血压，并可以有效预防脑血栓。同时洋葱还能够促进钠盐的排泄，从而降低血压，对高血脂或是冠心病的病人很有帮助。

4.洋葱能够提神，它能够帮助细胞更好地吸收葡萄糖，同时还能够降低血糖，给脑细胞一些热能，是治疗糖尿病的食疗蔬菜。

5.洋葱中含有一种叫"栎皮黄素"的物质，这是世界上最常见的抗癌物质之一，它能够阻止体内细胞的异变，同时能够控制癌细胞的增长，因而有很好的抗癌作用。

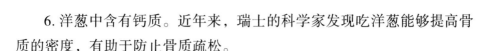

6.洋葱中含有钙质。近年来，瑞士的科学家发现吃洋葱能够提高骨质的密度，有助于防止骨质疏松。

7.洋葱中含有植物杀菌素，如大蒜素等，因而有很强的杀菌能力。因此，吃洋葱能够预防感冒。

洋葱拌番茄

原料：番茄，洋葱（白皮），花生油适量，香油、盐、醋各适量，白砂糖 10 克，胡椒粉 2 克。

做法：

1.将番茄清洗干净，放在开水锅中用开水烫一下即捞出，剥皮。

2.纵向切成两半，然后横向切成片，码在盘内。

3.将洋葱洗干净，切成两半，放进开水中烫一下，速捞出。

4.等到晾凉以后，切成细丝，放在番茄片上。

5.撒上盐和胡椒粉腌数分钟。

6.锅内加入花生油，等到油热了以后放入白砂糖和醋，然后浇在番茄上，淋上香油即可。

食疗功效：洋葱具有抗癌的作用，番茄也具有抗癌和美容的作用，将这两种食物放在一起，那么就可以有效地抗击癌症，并且能够为女性朋友美容养颜，因此是非常好的保健食品。

蔬菜之王——芦笋

芦笋有鲜美的风味，膳食纤维也是非常可口的，因此能够增进人们的食欲。在西方，芦笋被称之为"十大名菜之一"，是一种高档名贵的蔬菜。

根据现代营养学研究发现，芦笋蛋白质中有人体需要的多种氨基酸，含量的比例非常恰当，无机盐元素中含有多种微量元素，还含有大量以天冬酰胺为主体的非蛋白质。

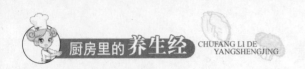

营养功效

1.经常食用芦笋对高血压、水肿、心率过快等症状都有一定的疗效。同时对于防治心血管病、血管硬化、肝功能异常等也有一定的效果。

2.芦笋中含有的维生素和微量元素都是优质的元素。营养学上认为这些元素有一定的抗癌效果。芦笋对于治疗淋巴腺癌、膀胱癌和皮肤癌都有一定的效果。

3.对于治疗白血病也有一定的效果。

适用人群

一般人群均可以食用芦笋，但是芦笋中含有少量的嘌呤，因此痛风病人不宜多食。

食用禁忌

1.芦笋中的营养虽然丰富，但是不能够生吃。新鲜芦笋不能存放1周以上，芦笋要保存在避光的地方。

2.芦笋中含有叶酸，并且很容易被破坏，所以，芦笋不能够高温爆炒，最好的食用方法是用小火加热。

早在我国古代的时候就已经开始食用芦笋。宋人萧天山曾经为芦笋做过这样一首诗："江客因贫识荻芽，一清尘退杂鱼虾，烧成味挟濠边雨，掘得身离雁外沙。春馔且供行釜菜，秋江莫管钓船花，食根思到萧骚叶，痛感边声咽戍笳。"这首诗说明了芦笋具有很高的食用价值，因此爱美的女性朋友更要适当吃一些芦笋。

鸡肉酿芦笋

原料：鸡脯肉、芦笋、胡萝卜、香菇、盐、高汤、胡椒粉、淀粉、味精、料酒、香油。

做法：

1. 将芦笋洗干净，将老根的部分切掉，并且用刀刮去底部的硬皮，按照这个方法将所有的芦笋处理好。

2. 在锅内加入一些清水，烧开后加入少量的盐，将洗干净的芦笋用水煮成八分熟，然后捞出来，控干水分。

3. 芦笋沥去水分的时候，可以准备鸡肉馅，将鸡脯肉洗净，剁成肉酱，香菇洗干净切碎，然后将胡萝卜的皮去掉，切碎，将鸡肉泥、碎香菇、碎胡萝卜放进一个容器中，加入盐、料酒、味精、胡椒粉、香油，然后搅拌均匀，准备作为馅使用。

4. 将刚刚做好的鸡肉馅，放在芦笋上，芦笋上不必撒干淀粉，鸡肉就可以将芦笋包裹得非常严实。

5. 将做好的鸡肉酿芦笋放入蒸锅蒸熟。

6. 另外烧一个油锅，加入高汤，调入盐、味精，用淀粉勾芡，然后淋到鸡肉酿芦笋上即可。

食疗功效：芦笋味道鲜美，吃起来清爽可口，能增进食欲、帮助消化，是一种高档而名贵的绿色食品。经常食用芦笋对疲劳症、水肿、肥胖等病症有一定的疗效。

人体的"清道夫"——魔芋

　　魔芋又称作蒟蒻、麻芋、鬼芋等，是天南星科的植物，主要的原产地是东半球的热带和亚热带地区，我国也是重要的原产地之一，在四川、湖北、台湾等地区都有产量。

　　魔芋的种类很多，全世界一共有260多个品种，我国记载的就有19种，并且其中的8种都是我国特有的。魔芋地下块茎呈扁圆形，含有各种维生素和矿物质元素，营养非常丰富，其中还含有植物多糖，因此是一种低热量、低脂肪的高纤维食品。

营养功效

1. 营养分析 魔芋中含有大量的水分，并且还含有大量的蛋白质、脂肪、糖类（碳水化合物）、维生素、植物纤维和一定量的黏液蛋白。

魔芋是一种对人体有益的碱性食品，能够帮助人们平衡体内的酸碱度，对人体的健康是非常有利的。

2. 食用功效 魔芋的味道鲜美，口感宜人，而且能够减肥健身，所以被认为是世界上的"魔力食品""神奇食品"等。

（1）预防动脉血管硬化，还能够防治心脑血管疾病。魔芋中含有黏液蛋白，这种物质能够有效减少身体中胆固醇的含量，所以能够有效地预防心血管疾病。

（2）降低胆固醇。魔芋葡甘聚糖能够抑制小肠对脂肪等物质的吸收，所以能够将身体中多余的脂肪排出体外，将血清中含有的三酰甘油和胆固醇的含量降低。

（3）提高免疫力，防治癌症。魔芋能够提高身体中的免疫力，其中含有的甘露糖苷酶可以抑制癌细胞的发生，而含有的膳食纤维也能够吸附、稀释致癌物和有毒物质，使之及时排出体外。

（4）减轻胰腺负担，对糖尿病患者有很大的帮助。魔芋含有铬元素，它能够延缓葡萄糖的吸收，有效降低餐后血糖的浓度，达到减轻胰腺负担的目的，让糖尿病患者的身体功能处于一个良性循环的状态，把血糖的数值保持在一定的限度内，身体也就会更加健康。

（5）缓解疼痛。魔芋能够保温，在中国古代的民间疗法中，其中就包含用魔芋治疗胃病等病症。把蒸好的魔芋用布包好，放在患病处，可以缓解疼痛。

（6）活血化瘀。魔芋味辛、性温，能够活血、化瘀。

（7）润肠通便、减少脂肪的吸收。魔芋中含有丰富的膳食纤维，能够促进肠胃的活动，润肠通便，有效减少便秘的发生；食用魔芋利于肠道疾病的治疗，减少身体中胆固醇的积累，可以预防高血压、冠心病等一系列的疾病；魔芋中还含有大量的烟酸、维生素 C 等物质，可以预防心血管疾病。

（8）充饥、减肥。魔芋是一种低热量的食物，并且，其中含有的半乳葡萄甘露聚糖会吸水膨胀，可以将体积扩大几百倍，所以吃完之后就有饱胀的感觉，因此可以用来治疗糖尿病，也是减肥的良品。

（9）魔芋还可以补钙、调节体内的盐分、排毒等。

食用方法

1. 把魔芋的根茎部磨成粉以后加入适量的水，做成胶状，然后再加上一些碱性的物质，使它凝结。如果将魔芋球根的皮剥掉，研制出来的凝结物就是白色的；不剥皮研磨出头的就是黑色的。

2. 生魔芋是有毒的，因此必须要煮 3 小时才能够食用，并且每次的食用量不能够太多，80 克左右为佳。

3. 不要食用药渣，以免中毒。

魔芋烧鸭子

原料：净肥鸭半只，魔芋少量，水发香菇 30 克，红辣椒 30 克，青蒜少量，姜片、葱结各少量，酱油 20 毫升，绍酒 20 毫升，盐、味精各少许，胡椒粉 1 克，八角、桂皮各 3 克，水淀粉 12 克，油 50 毫升。

做法：

1. 将净肥鸭剁成小的方块，将香菇切成两半，将红辣椒切成片，青蒜也斜切成片。

2. 在锅内放一些凉开水，将魔芋块放进去烧开，捞出沥净水。在锅内重新放入水，下入鸭块，焯烫后捞出。

3. 在锅内放入一些油，待热后将姜片、葱结、八角、桂皮炒出香味，然后放入鸭块、香菇、酱油、绍酒，炒出颜色，加适量清水，大火烧开，然后改小火烧至熟烂。

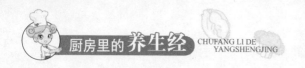

4.将魔芋块、盐放进去略烧入味，然后再将红辣椒、味精、胡椒粉及浓汤汁放进去，用水淀粉勾芡，在上面撒上青蒜片，装盘即成。

食疗功效：魔芋低热量，低蛋白质，高纤维，可以促进胃肠蠕动，能排毒，更重要的是它含有半乳葡萄甘露聚糖的成分，可以使体内胆固醇含量减少，还能减轻动脉硬化、高血压、高血脂等症状。

滋阴补血——玉竹

　　玉竹原产于我国的西南地区，野生的玉竹分布非常广泛。玉竹耐寒，叶耐阴，喜欢生长在潮湿的环境，适合土质疏松的土壤，积水地区不能够生长。

　　玉竹是百合科草本植物。秋季采挖出来，放在太阳下晒软，然后揉搓、晾晒，直到没有硬心，再蒸到半透明的形态，等晾干后切成段或是片。

规格等级

我国的主要产区湖南将玉竹分成了 3 个等级。

第一等级：条长 10 厘米以上，很粗壮，颜色黄白,60 支不超过 1 千克。

第二等级：条长 7 厘米以上，很粗壮，颜色黄白,100 支不超过 1 千克。

第三等级：条长 3.5 厘米以上，200 支不超过 1 千克。

种类

1. 玉竹面

第一等级：呈扁圆的柱状，表面是金黄色的，里面是白色的，有些透明，质地比较软，含糖量高，条纹均匀，中部围径 2.3 厘米以上。

第二等级：中部围径 1 厘米以上，其余的和第一等级相同。

2. **玉竹头**　呈扁圆的柱状。表面是淡黄色的，里面是黄白色的，是半透明状，质地柔软，中间围径 3 厘米以上。

营养价值

能够增强心脏功能、升高血压，改善心肌缺血的状况，还能够降糖降脂，与肾上腺皮质素的作用相似。

食用效果

能够养阴润燥、生津止渴等。

玉竹粥

原料：玉竹，粳米，糖。

做法：

1. 先将玉竹洗干净，去掉根须，切碎了取出浓汁，将渣去掉。

2. 在锅内加入适量的清水、玉竹汁、粳米，煮为稀粥，然后放进一些冰糖，稍煮几分钟即成。

食疗功效：

1. 能够滋阴润肺，生津止渴。

2. 适用于糖尿病患者，也可以用来食疗，如高热病后的烦渴、口干舌燥、阴虚、低热不退等疾病。还可以治疗不同类型的心脏病、心功能不全等。

 美
 人
 厨
 房

生长良品——菠菜

菠菜的原产地是伊朗，在唐朝的时候传入中国，是一种普遍栽种的蔬菜，一年四季在市场上都有卖。它是一种营养丰富、味道鲜美的佳蔬。菠菜根主要是红色的，粗而长，味甜。叶椭圆或箭形，浓绿色，叶柄长，肉质，是女性们喜食的蔬菜之一。

作用

菠菜的茎叶柔软滑嫩，十分美味，其中含有丰富的维生素 C、蛋白质和胡萝卜素，并且铁的含量非常丰富，因此可以防止缺铁性贫血。

1.通肠导便，防治痔（疮）。菠菜中的植物纤维含量非常丰富，能够促进肠道的蠕动，利于排便，并且能够促进胰腺的分泌，帮助消化。因此能够治疗痔疮、慢性胰腺炎、便秘、肛裂等病症。

2.促进生长发育、增强抗病能力。菠菜中含有大量的胡萝卜素，在人体内会转换成维生素 A，所以能够保护视力，增强身体的抗病能力，促进儿童生长发育。

3.促进人体新陈代谢。菠菜中含有的微量元素，可以促进人体的新陈代谢，使身体更加的健康。经常食用菠菜，还可以降低中风的概率。

4.清洁皮肤，抗衰老。菠菜中有能够促进细胞增殖的物质，既可以抗衰老，又能够增强细胞的生殖能力。因此用菠菜叶捣烂了取汁，每周洗脸数次，可以清洁皮肤的毛孔，减少皱纹和色斑，使皮肤变得光滑。

适用人群

菠菜在烹熟后食用，软滑易消化，尤其适合老年人和幼儿食用。经常在电脑前面工作的人也应该食用。糖尿病患者经常食用菠菜可以控制自己的血糖，同时菠菜还可以降低血压，治疗贫血和过敏。但是患有肾炎、肾结石的患者，不适合食用菠菜。菠菜中含有大量的草酸，因此一次不能食用太多，另外，脾虚便溏的患者不宜多食。

食用方法

1.菠菜可以炒、凉拌，也可以做汤。

2.很多人都喜欢吃菠菜，但菠菜中还含有大量的草酸，一般圆叶的品种含量比较多，吃完以后会影响钙质的吸收，因此，在食用这种菠菜前要先焯掉里面的水分，以减少草酸含量。

3.生菠菜不能够和豆腐一起煮，这样影响消化，但是如果先用开水烫一下，再与豆腐一起食用，就没有问题了。

4.要尽量地吃一些碱性的食品，例如海带，这样可以使其中的草酸钙溶解，排出体外，防止结石的产生。

食用功效

菠菜味甘、性凉，入大肠、胃经，可以补血止血、通胃调气、止渴润肠、帮助消化，还可以治疗高血压、糖尿病、便秘、跌打损伤、消化不良、便血、坏血病、大便涩滞等疾病。

注意事项

菠菜中的草酸与钙盐可以结合成草酸钙盐结晶，使肾炎病人的尿色变得浑浊，所以肾炎和肾结石的人不宜食用。

挑选菠菜的小秘诀

在挑选菠菜的时候，要挑选叶子较嫩的，个儿头较小的，最好保留菠菜根。

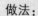

牛肉炒菠菜

原料：牛里脊肉50克，菠菜200克，淀粉5克，酱油、料酒各5毫升，植物油20毫升，葱、姜末各2.5克。

做法：

1. 将牛里脊肉切成薄片，把淀粉、酱油、料酒、姜末调好汁泡好；菠菜择洗干净，用开水焯一下，捞出，沥干水分，切成段。

2. 锅置火上，放油烧热，放姜、葱末煸炒，再把泡好的牛肉片放入，用旺火快炒后取出；再将余油烧热后，放入菠菜、牛肉片，用旺火快炒几下，放盐，拌匀即成。

食疗功效：牛肉具有补脾胃、益气血、强筋骨等作用，菠菜含铁丰富，此菜适于妊娠缺铁性贫血患者食用。

第3章
介于荤素之间的烹调佳品——菌类

益智菇——金针菇

金针菇也可以叫做金菇，黄褐色或者是淡黄色，形状好似是一根金针，所以叫金针菇。还有一种色泽比较白的，叫银针菇。金针菇味道很鲜美，营养也十分的丰富，经常被用到凉拌菜和火锅中。

营养价值

金针菇中锌的含量比较多，可以有效地促进孩子智力发育，因此，很多国家也叫金针菇为"益智菇"。金针菇还能够增加机体的活性，促进身体的新陈代谢，帮助人体吸收各种营养，对人体的生长发育具有很大的作用。

金针菇是一种高钾低钠的食品。经常食用可以治疗肝和胃部的疾病，而且可以治疗高血压和肥胖症。

金针菇可以防止血压升高，降低身体中的胆固醇，防止心脑血管发生问题。经常食用金针菇还可以抵御疲劳，抗菌消炎，排除身体中的重金属，并且有抗肿瘤的作用。

注意事项

　　新鲜的金针菇中含有大量的秋水仙碱，秋水仙碱进入人体后很容易被氧化，从而产生有毒的二秋水仙碱，这种物质会刺激胃黏膜和呼吸道，出现中毒的症状。但是，秋水仙碱很怕热，将金针菇大火煮一下就会破坏这种物质的结构，在食用前最好在冷水中泡2小时，同样可以溶解掉一部分秋水仙碱。

美人厨房

蚝汁凉拌金针菇

原料：金针菇、枸杞子、蚝油。

做法：

1. 先把枸杞子用冷水泡发。将金针菇的老根去掉，备用。

2. 再将浸泡清洗好的金针菇放在开水里煮软。

3. 焯烫过的金针菇放入冷水中，浸泡一会，这样可以将滑溜溜的黏液去掉。

4. 舀蚝油半汤勺，调匀。

5. 将金针菇放在一个器具中，再放上几颗枸杞子，加入稀释过后的蚝油汁拌匀即可。

食疗功效：金针菇中含有大量的锌，能够促进儿童的智力发育，并且有健脑的功效。它能够有效增强机体的抵抗力，促进机体的新陈代谢，有利于身体吸收食物中的各种营养，对于生长发育也是很有帮助的。

素中之荤——黑木耳

　　黑木耳，又可以叫做木蛾、云耳、耳子等，是一种生长在朽木上面的真菌，颜色呈淡褐色，形状像一个耳朵，因此而得名。

功效作用

黑木耳能够益气强身、活血养胃，还能够预防脑血栓，降低血脂、血液黏稠度，软化血管，使血液流通更加顺畅，减少心血管疾病的发生。黑木耳还被称之为身体中的"清道夫"，可以将身体中的垃圾全部排出体外。黑木耳还能够有效治疗肾结石等疾病。黑木耳中含有大量的碱性物质，能够促进肠道的消化，泌尿系统的功能也会得以加强，植物碱能够减少体内的结石，润滑肠道。

营养价值

黑木耳被营养学家称为"素中之荤"和"素中之王"，黑木耳的营养成分很丰富，其中铁含量比菠菜和猪肝中还高。黑木耳是一种营养丰富的食用菌，并且含有丰富的蛋白质、钙、维生素、粗纤维，因此，黑木耳有很高的食疗作用。

黑木耳中含有丰富的植物胶原成分，它具有很强的吸附作用，若是误食了难以消化的头发、谷壳、沙子等，黑木耳就会起到助消化的功能。因此经常吃黑木耳能够清胃涤肠。

黑木耳中含有一种食物胶质，叫做"多糖体"，这是一种天然的滋养剂，与黑木耳中的纤维素一起作用，能够促进肠胃的蠕动，有利于肠道的消化吸收，并且将身体中的有害物质排出体外，从而可以预防直肠癌的发生。癌症患者食用这种多糖体之后，体内的球蛋白就可以有效地增加，可以增强体质。

黑木耳中还含有一种能够抑制血小板的物质，并且这个作用与阿司匹林有相似之处，可以降低血液黏度，使血液流通得更畅快。科学研究表明，每天食用15克黑木耳，就能够降低血小板的浓度与胆固醇的含量，这样就可以有效地防止心脑血管疾病。

研究还发现，黑木耳能够防止皮肤衰老，还能够抗脂质过氧化，使人延年益寿。

使用黑木耳做菜，菜式也是非常多的，香嫩滑爽，能够引起人的食欲，并且对身体健康也是非常有帮助的，因此，黑木耳是一种非常保健

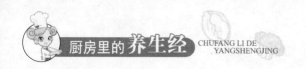
的食品。中年女性经常食用黑木耳，或者用黑木耳煮成粥，可以对抗多种老年疾病。

美人厨房

金玉木耳土鸭汤

原料：土鸭 500 克，花椒、黑木耳、萝卜干各少许，食用油、料酒适量，泡菜水一碗，泡海椒、干海椒少许，老姜适量。

做法：

1. 先将土鸭洗干净，并且在上面撒上一些料酒。

2. 木耳用开水发开，将萝卜干切成小段，备用。

3. 将锅中放入少量的油，放少许花椒和干海椒爆香，将干海椒捞起，把土鸭倒进锅中爆炒，盛盘待用。

4. 锅中剩油，把萝卜干和泡海椒、老姜放进锅中爆炒，炒出香味以后倒入一些泡菜水，等锅中的水煮沸以后，再放入黑木耳翻炒几分钟，加入适量的水，用大火熬制十几分钟，再将土鸭倒进去，用砂锅炖至 2 小时左右即可。

食疗功效：黑木耳含有丰富的蛋白质，其蛋白质含量堪比动物食品，因此有"素中之荤"的美誉。此外，其维生素 E 含量非常高，是美白肌肤的佳品。最重要的是含铁量很高，说到补铁，一般都认为菠菜、瘦肉、动物肝中含量丰富，其实在所有食物中黑木耳的含铁量最高，是菠菜的 20 多倍，猪肝的 7 倍多。因此，黑木耳是养颜补血、预防缺铁性贫血优质的食物来源。

菌类皇后——香菇

　　香菇，又叫做香蕈、香菌，按季节划分为春菇、秋菇、冬菇，冬菇的营养价值是最高的。按质地分为花菇、厚菇、薄菇，其中花菇营养最丰富。香菇中含有核酸，可以抑制身体中胆固醇含量的增加，还能够阻止血管硬化、降低血压、减肥等，是爱美的女性宜选择的食品。

营养功效

1. **食用效果**　香菇可以消食、去脂、降压。并且其中含有大量的维生素，还能够防治便秘，阻止肠道吸收胆固醇。香菇中还含有香菇嘌呤等核酸物质，能促进胆固醇的分解。经常食用香菇能够减少身体中胆固醇和三酰甘油的含量。在减肥期间可以多吃一些香菇，因为这对减肥有很好的辅助作用，并且营养也是非常丰富的。纤维可以促进人体肠胃的蠕动，加快食管中脂肪的分解，因此就能够有效减肥。而且香菇的减肥作用也不仅仅如此，香菇中含有大量的粗纤维和水溶性纤维，且含热量比较低，吸收这样的物质可以增加排便量，但是排便并不是腹泻，所以并不会吃坏肚子，而且大量排便还能够加速肠道的清理。

香菇素又被称为"山珍之王"，是一种高蛋白、低脂肪的保健品。现代医学证明，香菇还有很高的药用价值。香菇中含有很高的麦角甾醇，可以防治佝偻病；香菇多糖还能够增加细胞的免疫力，因此能够有效防止癌症的发生；香菇中含有大量的酶类，就可以补充人体中缺乏的酶类；香菇中的脂肪含有脂肪酸，能够降低身体中的血脂。

2. **作用**

（1）香菇性甘凉，味平，归胃经。能够补肾健脾、益气养神，还能够美容养颜。

（2）可以化痰理气，排毒养胃，能够抗肿瘤、去痘疹。

（3）经常食用，对食欲缺乏、身体虚弱、便秘、肥胖、肿瘤等病症很有益处。

美 人 厨 房

香菇炒肉

原料：瘦猪肉 250 克，香菇少量，猪油（炼制），味精，大葱，淀粉（玉米），花椒粉，姜，盐，料酒，胡椒粉。

做法：

1. 将香菇和肉洗干净，切成片。

2. 肉用盐和料酒搅拌匀，然后放上湿淀粉。

3. 用料酒、汤、葱、姜、胡椒面、花椒面、味精、湿淀粉调成汁。

4. 将砂锅烧热，放上油，油热后即下肉片，然后翻动铲子搅动，待肉片散开。

5. 等有香味的时候，将香菇放进去，再将调好的汁放进去，待起泡时翻匀即成。

食疗功效：能够调养脾胃，补血益气，滋阴壮阳。

菌中美人——银耳

银耳，又可以称作白木耳，这是一种生长在朽木上的胶质真菌，这种真菌是银白色的，所以叫做银耳。银耳除了有很高的营养价值以外，还有很大的药用价值，与人参、鹿茸有一样的价值，因此有"山珍""菌中明珠"等称号。

营养功效

1. **功效** 银耳有"强精补肾、生津止咳、清热提神"的功效。可以作为滋补的营养品，能够强身健体，并且还可以治疗老年慢性支气管炎、高血压和血管硬化。近些年来，医学上还从银耳中分离出很多的糖类，可以抑制恶性肿瘤的形成。经常服用银耳汤，还能够起到嫩白、美容皮肤的作用。

2. **作用**

（1）银耳中含有大量的维生素 D，可促进钙质的吸收，对生长发育起到了一定的作用。

（2）银耳中含有天然的植物性胶质，有一定的滋补作用，长期服用可以润肤，还可以祛除脸上的黄褐斑。

（3）银耳中含有酸性多糖类，能够增强人体免疫系统的功能，调动淋巴细胞，增强白细胞的增殖能力，并且能够增强骨髓的造血功能，银耳中的多糖还有抗肿瘤的作用。

（4）银耳中含有大量的膳食纤维，可以帮助胃肠蠕动，减少脂肪的吸收，从而达到减肥的效果。

3. 营养价值　银耳中含有蛋白质、脂肪、糖类（碳水化合物）、热量、钙、磷、铁等元素。此外，还含有很多的维生素。

银耳是一种极佳的补品。用冰糖、银耳等量，放进砂锅中，加入适量的水，文火慢炖，直到炖成糊状，这就是"冰糖银耳汤"，这种汤味美浓甜，是补身体的最佳营养品。

红枣银耳汤

原料： 大枣、银耳、莲子、枸杞子、冰糖。

做法：

1. 先将银耳用水泡上，时间在 1～6 小时为佳，然后将泡开的银耳清洗干净，控水。去掉底部黄色的根，然后用手将银耳撕成小瓣，待用。

2. 将莲子、大枣和枸杞子也用水泡上，泡的时间可以相对短一点，十分钟就可以了。捞出来，控水。然后将大枣用手撕开，露出果肉。这样大枣的甜味就会更好的展现出来。

3. 锅内加入凉水，将银耳、莲子、"露肉"的大枣、枸杞子一起放进锅中。若是买的大枣很甜，可以少放一些。然后开小火慢慢地煮着。不要将盖子开得过大，不然容易熬干。

4. 最初闻到大枣的香味时，不要着急，因为至少要煮 1 小时。

5. 快煮好的时候放入冰糖，搅拌，等几分钟，香滑的汤就做好了。

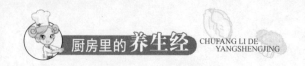

食疗功效： 银耳能够强精、和血、益胃、补气、强心、补肾、润肠、壮身、补脑、美容、嫩肤，有延年益寿之功效。可用于治肺热咳嗽、肺燥干咳、妇女月经不调、胃炎、大便秘结等病症。它能提高肝的解毒能力，保护肝功能，不但能增强机体抗肿瘤的免疫能力，还能增强肿瘤患者对放疗、化疗的耐受力。

第4章
女人的最爱——肉类

生命的保鲜剂——海参

海参也可以称之为海人参，它的补养效果与人参相似。全世界的海参有数十种，我国就有20种，其中的梅花参和刺参是世界上名贵的品种，而刺参多用来补养身体。

海参的营养价值非常高，其中含有蛋白质、脂肪、糖类（碳水化合物）、钙、磷、铁、还有一些维生素。海参的胆固醇含量很低，是一种高蛋白、低脂肪的食物。并且海参的肉质很嫩，容易被消化，尤其适合体虚的老人和小孩食用。

海参不仅是宴会上的佳肴，其药用价值也很高。中医学认为，海参"甘、咸，温，补肾益精，壮阳疗痿"；《随息居饮食谱》一书中也有记载：海参能"滋阴补血，健阳润燥，调经，养胎，利产"。可见，海参能够滋阴补肾、强精壮体。凡是长久衰弱而形成的疾病，或者是精血耗损，出现眩晕耳鸣、腰酸背痛、小便频繁的患者，可以适当地食用海参，将其作为一种滋补的食品。此外，因为海参与海带、海藻等产品相似，所以有一定的碘含量，还能够使新陈代谢更加旺盛，血流更加通畅。因此，高血压患者适合多吃海参。

功效与作用

海参能够补肾益精，而且还能够养血润燥。主要治疗肾亏、小便频繁、腰酸乏力等症状，还可以治疗阴血亏虚、咯血、体型消瘦、便秘等病症。

（1）健脑、长寿、益智。海参中含有18种氨基酸、牛磺酸、胶原蛋白和多种维生素及微量元素，是人体的"保鲜剂"。

（2）生血、养血，还能够促进钙吸收。海参的角蛋白能够促进骨髓的造血功能，并且能够有效地改善贫血的症状，其中含有天然的活性钙物质，能够有效的补充身体中的钙。

（3）预防心血管疾病。海参岩藻多糖可以降低血脂，抑制血液的凝结。医学上也证实，高血压、冠心病的患者应该多吃海参，对缓解病情有很好的疗效。

（4）增强人体的免疫力。海参中含有硒，这是一种抗氧化剂，可以防止人体衰老，对防治肿瘤也有较佳的作用。海参皂苷能够有效抑制肿瘤，提高细胞的免疫能力，并且抑制细胞的癌变、肿瘤的转移与变性。

（5）患者术后的最佳补品。海参中的精氨酸含量很高，可以促进机体的细胞再生和受损细胞的修复，还能够修复受损的机体，缩短康复的时间。

（6）对孕妇有保健作用。海参能够为孕妇提供全面的营养，增强体质，还能够快速地恢复产妇的体力，并且能够为婴儿的大脑补充一系列的营养，预防婴儿发生先天性疾病。

（7）美容养颜。海参中含有大量的胶原蛋白，可以延缓机体衰老，还可以减少皱纹和色斑，让皮肤有光泽，并且海参不会增加身体中的脂肪。

三鲜海参

原料： 水发海参 300 克，熟火腿、冬笋、熟鸡肉各 50 克，精盐 10 克，酱油 10 毫升，料酒 25 毫升，味精少量，胡椒粉 1 克，香油少量，猪油 100 毫升，鸡油适量，水淀粉 25 克。

做法：

1. 将海参片成斧轮片，放入水中焯一下，然后用鲜汤煮一下。火腿、鸡肉、冬笋都洗干净，切成片。

2. 将锅内放入猪油，烧热，将火腿、笋片放进锅中炒熟，烹入料酒，加鲜汤烧沸，然后将鸡肉、盐、酱油、胡椒、味精放入锅中，加入海参微微地烧一下，将原料捞入盘中，海参放在上面。

3. 锅内勾薄芡，然后放入鸡油，淋在海参上面即可。

食疗功效： 补肾益精，养血润燥。主治肾精亏虚、阳痿遗精、小便频数、腰酸乏力等；对阴血亏虚、形体消瘦、潮热咳嗽、咯血、消渴、大便秘结等症状也有一定疗效。

妇科圣药——乌鸡

　　乌鸡又可以叫做乌骨鸡、药鸡、竹丝鸡等。乌鸡是一种雉科动物，因皮、肉、骨嘴都是黑色的，所以叫做乌鸡，但是一般饲养的乌鸡都是毛白骨乌，也有些斑毛白骨的乌鸡。

营养功效

　　1. **营养价值**　根据现代医学研究，乌鸡中的黑色素含量非常丰富，其中还含有蛋白质、B 族维生素、多种微量元素等，但是胆固醇和脂肪的含量却很低。乌鸡中血清蛋白的含量远远高于普通的鸡，并且乌鸡肉中含有大量氨基酸，铁的含量也要高于一般的鸡，是营养价值非常高的一种滋补品。

2. **适用人群** 一般的人都可以食用乌鸡，是老年人、妇女、少女、产妇的最佳补品。

3. **食用方法** 将乌鸡连骨头一起熬成汤的滋补效果是最好的，可以将骨头砸碎，与肉连在一起炖，最好不要使用高压锅，使用砂锅文火慢炖，这样味道会更胜一筹。

4. **食用功效** 乌鸡性味甘平，能够滋阴清热、补肝健脾。

食用乌鸡，可以有效提高机体生理功能、延缓衰老，强筋健骨，还可以预防骨质疏松等疾病。

（1）乌鸡的做法有很多种，可以与银耳、山药、黑木耳、红枣、莲子、糯米等一起熬汤配菜。

（2）将天麻与乌鸡一起炖，对神经衰弱有一定疗效。

（3）用陈醋炖乌鸡，可以有效改善糖尿病。

五彩乌鸡丝

原料： 乌鸡脯肉200克，青椒1个，胡萝卜、白萝卜各1根，姜丝、精盐、干淀粉各少许，料酒、湿淀粉、食用油各适量，鸡蛋1个。

做法：

1. 鸡肉切丝，最好是顺着纹理切，将青椒和红、白萝卜分别洗干净，切丝。

2. 鸡丝中加入一些精盐、鸡蛋、料酒、湿淀粉上浆，然后放入油锅中炒几分钟。

3. 炒锅上火，淋少许油，将姜丝放进去煸炒，青椒丝、萝卜丝炒制加盐、味精、放少量水，淀粉勾芡，上明油，倒入鸡丝翻匀即成。

食疗功效： 具有滋阴清热、补肝益肾、健脾止泻等作用。食用此菜肴，可提高机体生理功能、延缓衰老、强筋健骨，对防治骨质疏松、佝偻病、妇女缺铁性贫血等有很好的功效。

肉中骄子——牛肉

牛肉在我们的生活中并不陌生，它的销量仅次于猪肉。牛肉中蛋白质含量很高，而脂肪的含量很低，味道鲜美，很受人们的喜爱，享有"肉中骄子"的美称。

营养功效

牛肉中含有丰富的蛋白质，其中氨基酸的组成也是最接近人体的需要，能够提高人体的抗病能力，对正在生长发育的人和病后需要调养的人是非常有帮助的。冬天吃牛肉，可以暖胃祛寒。中医学认为，牛肉能够补血养气、强筋健骨、化痰止渴。若是中气下陷或是贫血的人，适合多吃一些牛肉。

适用人群

一般的人都可以食用。

1.尤其适宜处在生长发育期间的儿童、手术以后需要调养的病人和贫血已久的人食用。

2.患有感染性疾病和肝、肾疾病的人慎用。

制作指导

1.烹饪的时候可以放一个橘皮或是山楂，牛肉比较容易烂。

2.清炖牛肉可以将牛肉中的营养成分保留起来。

3.牛肉煮成汁对胃虚、腹泻等疾病有一定疗效。

4.煮老牛肉的前一天，在牛肉上涂一层芥末，第二天用冷水冲洗之后再下锅，煮的时候放一点酒和醋，这样肉会变嫩，味道也会变得更佳。

5.红烧牛肉时，放一些雪里蕻，肉的味道也会更加鲜美。

6.牛肉的组织纤维比较粗糙，结缔组织又比较多，所以应该横切，将比较长的纤维切断，不能够顺着纤维组织切，否则牛肉不容易煮烂，也不容易入味。

7.牛肉受风吹以后会变黑，进而容易变质，因此要注意保存。

食疗作用

1.牛肉性味甘平，归脾、胃经。

2.牛肉具有补血益气、强筋健骨、消肿的作用。

3.将牛肉和仙人掌一起煮，可以抗击癌症，并且还能够提高机体的免疫力。

4.牛肉和大枣一起炖，能够促进肌肉生长，帮助伤口愈合。

 美
 人
 厨
 房

红烧牛肉

原料：牛肉500克，萝卜1根，桂皮、茴香适量，葱、姜各25克，料酒25毫升，盐、糖、酱油少许，花椒、味精少许，辣豆瓣酱植物油500毫升。

做法：

1.将牛肉切成块，把锅里的水烧开，然后将牛肉放入，大火烧一分钟，取出洗净。

2.牛肉入锅，加入适量的开水，并且完全没过牛肉。加桂皮、茴香、葱段、姜片、料酒。文火慢炖1小时。

3.另外取一个炒锅，倒入少量的植物油，将葱花和蒜爆香，加辣豆瓣酱、花椒、料酒、酱油等，爆炒2分钟。

4.把上一步骤中炒好的调味剂放进牛肉锅中，加冰糖继续煮1小时，中间用铲子翻炒几次，尝味，酌情加一些酱油和糖。

5.等到汁浓肉烂的时候，继续文火炖煮，炖到酥烂为宜。

6.将肉捞起来切成块。锅置火上，并且把牛肉放在锅中，散干水汽，舀起放一边。放一些植物油在锅中，加花椒、豆瓣酱。再加入一些少量的白糖，爆出香味，下牛肉炒，使牛肉上色，然后放盐、酱油、姜、等作料炒一下。吃的时候，撒上一些香菜即可。

食疗功效：这道菜可补脾胃、益气血、强筋骨，治虚损羸瘦、消渴、脾弱不运、痞积、水肿、腰膝酸软等。

补铁高手——猪肝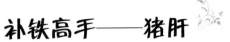

　　肝是动物体内最重要的器官之一，具有储存养料和解毒的作用，并且还含有丰富的营养物质，有保健的功能，是上等的补血营养品。

营养分析

　　1.猪肝中含有丰富的铁，是补血食品中最常用的食品之一，食用猪肝，可以调节和改善贫血者的状况。

　　2.猪肝中含有大量的维生素 A，能够维持生殖功能的正常作用；有效保护眼睛的视力，防止眼睛干涩、疲劳，并且维持肌肤的健康。

　　3.经常食用动物肝还可以增加身体中的维生素 B_2，补充机体辅助酶，而且还可以有效地排出身体中的毒素。

　　4.猪肝中含有维生素 C 和硒，这是其他肉类中没有的物质，能够增强人体的免疫力，还能够抗老化、预防肿瘤，也可以治疗急性肝炎。

食用方法

　　1.买回来的鲜猪肝不要急着下锅，而是应该放在水龙头下冲洗 10 分钟，然后放入水中浸泡 30 分钟。

　　2.在烹调时，时间不能够太短，在急火中至少要爆炒五分钟，要使肝的颜色完全变成灰褐色，红色完全消退才可以食用。

　　3.与菠菜一起食用，可以治疗贫血。

　　4.猪肝中常常会有一些特殊的气味，在食用之前，首先要把猪肝洗干净，然后将上面的薄皮去掉，放进一个盘子中，加入适量的牛奶浸泡，几分钟后，异味就会消除掉了。

　　5.猪肝要在需要食用的时候再切，因为新鲜的猪肝在放置久了以后，就会有胆汁流出来，这样就会损失营养成分，并且炒熟后就会有许多的颗粒凝结在猪肝上，影响外观，也影响质量，所以，将猪肝切成片

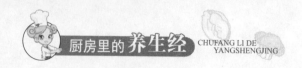

以后，要迅速地用淀粉和一些调料拌匀，并且要尽快烹食。

适合人群

一般人都可以食用猪肝。

1.适合血气亏损、面部发黄、缺铁性贫血的人群食用，并且也适合因为肝血不足而导致视物模糊的人食用，适合癌症患者在放疗或是化疗之后食用，经常在电脑前或是经常喝酒的人同样适合食用。

2.患有高血压、冠心病或是肥胖症的人群不适合食用，因为猪肝中含有大量的胆固醇。另外，切记颜色不正常的猪肝不要食用。

猪肝汤

原料：猪肝、青菜、盐、芡粉、料酒、姜丝。

做法：

1.将猪肝洗干净，切成薄片。

2.将猪肝放进一个大碗中，加芡粉一勺、料酒一勺、姜丝、盐，然后搅拌均匀，放置20分钟。

3.将汤锅中放入适量的水，煮沸后放入猪肝，水再次烧开后撇去浮沫，将青菜和盐放进去调味即可。

食疗功效：适宜气血虚弱、面色萎黄、缺铁性贫血者食用，尤其适宜肝血不足所致的视物模糊不清、夜盲症、眼干燥症、小儿麻疹病后角膜软化症、内外翳障等眼病者食用。

第5章
厨房中女人们的营养品

驻颜之豆——黑豆

黑豆又叫做黑大豆、冬豆子、料豆、零乌豆等。

黑豆可以称之为"豆中之王"，是一种豆科的植物，种子是黑色的，若是和黄豆间种，种皮黑色。

营养价值

1.黑豆的营养全面，并且含有丰富的蛋白质、维生素、矿物质等，能够活血解毒，祛风利水。

2.黑豆中还含有一些微量元素，如锌、铜、镁、硒等，这些微量元素可以有效地防止身体的衰老，强化身体的功能。

3.黑豆皮是黑色的，内部含有大量的花青素。花青素有抗氧化的成分，能够将身体中的自由基清除掉，并且在胃部酸性的情况下，抗氧化的效果会更好，具有美容养颜、增强肠胃蠕动的功效。

适用人群

一般人都可以食用。

1.脾虚水肿、足癣（脚气）、水肿的人适合多食用，体虚盗汗的人也应该多吃黑豆，同时患有肾虚耳聋的老年人也可多食用一些。

2.儿童不能多吃。

食用功效

黑豆性味甘平，归脾、肾经。能够消肿下气、活血利水、明目健脾、润肺燥热、解毒等，还能够使头发乌黑亮丽。

1. 将黑豆与甘草一起煎成药汁，给食物中毒的人服用，有很好的疗效。

2. 将黑豆、胡子鲇（塘虱鱼）、杜仲加水一起煮，可以治疗肾虚腰痛等疾病。

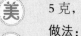

黑豆乌鸡汤

原料：黑豆150克，何首乌100克，乌鸡1只，大枣10枚，生姜5克，精盐适量。

做法：

1. 将乌鸡宰杀后去掉毛和内脏，洗净备用。

2. 黑豆放入铁锅中干炒，直到豆衣裂开，然后再用清水洗干净，晾干备用。

3. 何首乌、大枣、生姜分别洗净，大枣的核去掉，将生姜皮刮掉，切成片，备用。将适量的清水放在锅中，用大火烧沸。

4. 放入黑豆、何首乌、乌鸡、大枣和生姜，改用中火继续煲汤3小时，加入适量精盐，汤成。

食疗功效：能够补血养颜、乌发、养心安神。黑豆能够滋补肝肾、活血补血、丰肌泽肤，长久服用可以洁白皮肤。何首乌补肝肾、益精血。乌鸡健脾补中、养阴退热。大枣健脾和胃、益气生津，多食可使人面色红润。

五谷之首——小米

小米的营养价值非常高，其中含有蛋白质、脂肪、维生素等，同时还可以酿酒等。

营养价值

小米中含有丰富的蛋白质，比大米的含量要高。并且还含有大量的脂肪，糖类（碳水化合物）等物质。此外，小米中还含有少量的胡萝卜素和维生素 B_1。

在中国，很多的女性在生产后，都会用小米加红糖来调养自己的身体。小米粥的营养价值是非常高的，可以与参汤媲美。小米的制作不需要精致，它的内部会保留很多的无机盐和纤维素，这会强化人体的功能，提高免疫力。

除了丰富的铁以外，小米中还含有复合维生素 B 和一些微量元素。因为小米的性质是碱性的，所以我们烹食的时候，最好不加或少加盐。

1. 小米中含有丰富的脂肪，其中不饱和脂肪酸占大多数。

2. 小米中含有大量的维生素 E。

3. 小米中含有丰富的膳食纤维。

4. 小米中含有大量的钾，因此经常吃小米，可以治疗高血压。

5. 小米中含有大量的铁，也含有大量的磷，因此多吃小米能够补血健脑。

食用功效

1. 小米可以治疗消化不良。

2. 小米能够防止反胃和治疗呕吐。

3. 小米能够滋阴养血，可以调理孕妇产后虚弱，帮助她们恢复体力。

4. 小米中不仅含有丰富的营养成分，还含有大量的色氨酸，色氨酸能够调节人体的睡眠。中医学认为，小米味甘咸，能够清热解毒、安神养气。用小米煮粥，在睡觉前服用，可使人们安然入睡。

5. 小米滋阴，是一种碱性的谷物，身体酸痛或者经常出现胃酸的人，可经常食用。

6.小米能够除口臭，减少口腔中细菌的滋生。

7.小米中的氨基酸可以预防流产、抗击病菌、预防阴道炎。

8.小米可以有效地治疗腹泻或者是消化不良等疾病。若是发生了腹泻，可以将小米炒熟了再煮；消化不良或呕吐时，可以将小米煮成粥。怀孕和产后的妇女也可将小米煮成粥，每天食用。

食用方法

1.小米适宜与大豆一起食用。这是因为小米中缺少赖氨酸，而大豆中赖氨酸的含量很高，因此可以将小米中缺少的部分补充完整。小米粥不宜煮得太稀薄。

2.小米入脾、胃、肾经，能够健脾和胃，因此，脾胃虚弱的人可以适当多吃一些。小米粥煮熟后放置至粥冷却沉淀，可以看到在粥的上面有一层细腻的黏稠物，这就是粥油，此物能够有效地保护胃黏膜，患有胃炎等疾病的人适合食用。

3.小米粥是健康食品。可以单独煮熟食用，也可以与其他的谷物一起食用，还可以做成各种各样的食品。小米磨成粉，还可以做年糕，香嫩可口。

小米粥

原料：小米、食用碱、水适量。

做法：

1.首先要选用新鲜的小米，不能是陈米，否则味道会差很多。

2.熬粥的时间一定要充足，最少要煮半小时。

3.不能偷懒，刚下米的时候，要随时搅拌一下锅，防止糊底，一旦糊了底，粥的滋味就全都没有了，文火熬时尽量少揭锅盖。

4.等到熬煮半小时以上的时候，加入一点点食用碱，可以增加粥的黏稠度，也更容易熬熟，不过加食用碱的小米粥，味道会受一点点影响。

美人厨房

5. 待米成花状时，更可口。

食疗功效：小米具有防治消化不良的功效，可以防止反胃、呕吐，还具有滋阴养血的功效，可以使产妇虚寒的体质得到调养，帮助她们恢复体力。除此之外，还有安神的效果。

补气之王——芝麻

　　芝麻，也可以叫做"脂麻""胡麻"。原产地是非洲，张骞出使西域以后将芝麻带到了中国，因此称之为胡麻。因为芝麻中含有大量的脂肪，又称脂麻。

　　在我们的日常生活中，芝麻不仅是很好的食物，也是很好的药品。古医书中就有很多的记载。《神农本草经》中曾经写道"伤中虚羸，补五脏，益力气，长肌肉，填髓脑"。《明医录》中也说芝麻能够强筋健骨，明目聪耳等。

营养功效

　　根据测定，芝麻中的营养物质非常得丰富，里面含有蛋白质、脂肪、钙、磷、铁等。其中铁的含量是非常高的。经常吃芝麻能够"填精""益髓""补血"。此外，芝麻中还含有一种物质，叫做脂溶性维生素 A。而芝麻中的脂肪大多数是不饱和的脂肪，这种脂肪对老年人是非常有益的，古代人认为经常吃芝麻可以返老还童、延年益寿，这是有一定科学道理的。经常吃芝麻还可以抗击衰老，这是因为芝麻中含有丰富的维生素 E。维生素 E 有很强的抗氧化能力，它可以阻止身体中出现氧化脂质，这样就可以保持不饱和脂肪酸的正常运行，有效防止身体中的其他物质被氧化而伤害机体。此外，维生素 E 还能够清除体内的脂褐质，这些都能够延缓身体的衰老。

芝麻中丰富的卵磷脂和亚油酸可以防止动脉血管粥样硬化，还可以补脑、增强记忆力、防止脱发掉发、保持皮肤活性等。我国的医学研究表明，芝麻是一种有滋养功能的食物，能够补血、养发、润肠。因此适用于身体虚弱、贫血、大便不畅的人。

此外，芝麻中还含有硒元素，能够增强细胞抗病能力，从而起到延年益寿的作用。

《本草纲目》中记载了很多芝麻的知识，据统计，仅仅是药方就有30余条。其中有治疗五脏虚损的，也有能够强筋健骨的，还有做粥食用的，效果都很显著。

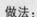

麻团

原料：水磨汤圆粉、糖、馅料（这里的馅可以用黑芝麻，也可以用豆沙），泡打粉1茶匙，水、油、白芝麻适量。

做法：

1. 将糖放入水中，搅拌至溶化。

2. 再加入油、水磨汤圆粉和泡打粉，均匀地搅拌，揉成一个光洁的面团，面团要光滑柔软，水的量也要根据面团的情况适量放入。

3. 将揉好的面等量分成10份，馅也分成10份，取1份面团，按扁后放入馅，然后包起来，揉成球状。

4. 将芝麻放在盘中，将做好的麻团上面放点水，然后将芝麻沾在上面，沾满芝麻后用手轻轻拍紧。

5. 锅中多加入一些油，烧到五分热的时候，放入麻团，转成小火。麻团不太容易熟，所以一定要用小火来炸，并且要不断地翻动，约炸15分钟，熟了的麻团体积会变大并漂浮起来。

6. 将炸好的麻团捞出，用厨房纸吸尽油，趁热吃即可。

食疗功效：可增强记忆力，聪耳明目，对于健忘、失眠、头晕等症状有很好的辅助疗效。

补血佳品——花生

花生是一年生草本植物，从播种到开花只用一个多月时间，而花期却长达 2 个多月。它的花单生或簇生于叶腋部。

花生开花授粉后，子房基部的子房柄不断伸长，从枯萎的花管内长出一根果针（雌蕊柄），呈紫色。果针（雌蕊柄）迅速地纵向伸长。它先向上生长，几天后，子房柄下垂于地面。在延伸的过程中，子房柄表皮细胞木质化，保护幼嫩的果针（雌蕊柄）入土。

当果针（雌蕊柄）入土达 5～6 厘米时，子房开始横卧，肥大变白，体表长出茸毛，可以直接吸收水分和各种养分以供生长发育的需要。这样一颗接一颗的种子相继形成，表皮逐渐皱缩，荚果逐渐成熟，形成了我们所见的花生果实。

营养成分

花生含有大量的营养物质，其中蛋白质、脂肪、糖类（碳水化合物）、粗纤维的含量很多，除此之外，还含有钙、磷、铁等一系列的微量元素，其中还含有少量的胡萝卜素。

营养功效

1. 促进人体的生长发育。花生中钙质的含量是非常高的，而人体的骨骼生长不可缺少的就是钙质，所以多吃花生可以促进人体的生长发育。

2. 促进细胞的发育，增强记忆力。花生中含有多种人体所需的氨基酸，其中赖氨酸的含量是最多的，赖氨酸能够促进儿童智力的增长，谷氨酸和天冬氨酸可以促进大脑细胞的发育，增强儿童的记忆力。

3. 抗老化，防止机体衰老。花生中含有大量的儿茶素，这种儿茶素能够防止身体老化，赖氨酸也有能够防止身体老化的作用。经常食用花生，可以有效地防止机体的衰老，所以花生又被称为"长生果"。

4. 止咳润肺。花生中含有丰富的脂肪，这种物质可以起到止咳润肺的作用，所以经常食用可以治疗久咳气喘、咳痰带血等疾病。

5. 凝血止血。花生的红衣中含有多种维生素和油脂，并且其中含有一种物质能够使凝血的时间缩短，防止纤维蛋白的溶解，促进骨髓制造血小板，并且能够对抗多种出血性疾病，使身体变强健。

6. 防止冠心病等心血管疾病发生。花生中还含有大量的亚油酸，这种物质可以将身体中的胆固醇分解，使其随胆汁排出体外。因此，可以有效地避免身体中沉积胆固醇，预防冠心病的发生。

科研人员还证实：花生是一种健康的食品。一方面，是因为花生中含有的大多数是不饱和的脂肪酸，并且不含胆固醇。这种脂肪不会塞住血管，是血管中的"动脉清道夫"，可以有效降低身体中的胆固醇含量，能够很好地预防心血管疾病。

7. 补血通乳。花生中含有大量的脂肪和蛋白质，产后乳汁不足的女性，多吃花生就可以起到滋补气血、养血通乳作用。

8. 预防肠癌。花生中存在可溶性的纤维，这种纤维很容易被人体吸收，然后会膨胀成胶体的物质，随粪便一起排出体外。这些物质在经过肠道的时候，会与许多有害物质接触到，将身体中的一些有毒元素吸收掉，这样就有效减少了身体中毒素的积累，同时防止肠癌的发生。

花生和大豆一样，有很高的营养价值。其中蛋白质的含量是非常高的，它的营养价值更可以和鸡蛋、牛奶等食物相媲美，并且很容易被人体吸收。花生仁中含有人体需要的很多种氨基酸，并且比例关系也非常好。经常食用花生能够起到滋补益寿的作用。

花生还有很高的药用价值。清代赵学敏在《本草纲目拾遗》中这样写道，花生仁"味甘气香，能健脾胃，饮食难消运者宜之"。经常食用可以开胃、健脾、补气，适用于营养不良、咳嗽哮喘等症状。

虽然花生营养非常丰富，但是如果保管不当，很容易变质发霉，产生具有致癌性的黄曲霉素，因此，已经变质的花生不要食用。

美
人
厨
房

五香花生

原料：花生、盐、五香粉、孜然、辣椒、咖喱。

做法：

1. 将花生用清水洗干净，趁潮湿，放盐，五香粉，孜然，然后搅拌均匀。

2. 也可以根据个人的爱好放一些辣椒、咖喱，盖上盖子，要留一个排气孔。然后用微波炉加热 3 分钟，取出搅拌一次，再放入微波炉中，3 分钟后，取出来放凉就可以食用了。

食疗功效：经常食用可以开胃、健脾、补气，适用于营养不良、咳嗽、哮喘等症状。

注意事项

　　注意，如果把握不好火候最好每次只将加热时间设成 1 分钟，多次加热，防止花生变焦。

　　不用油炸，用微波炉，自己做的五香花生既卫生，热量又不高。

长寿健脑果——核桃

　　核桃，也可以叫做胡桃，是胡桃科植物。核桃仁的营养非常丰富，其中含有蛋白质、糖类（碳水化合物）及多种矿物质和胡萝卜素。核桃中还含有大量的脂肪，这些脂肪的主要成分是亚油酸甘油脂，在食用之后不会增加体重，还能够阻止肠道吸收胆固醇，因此，患有高血压、动脉硬化的人可以多食用一些。并且这些油脂还能够补充大脑所需营养。另外，核桃中还含有一些微量元素，经常食用可以补充大脑的营养，健脑益智。

　　在古代就有人发现核桃具有健脑的作用。李时珍曾经说：核桃能"补肾通脑，有益智慧"。并且我国古代的人还发明了不少核桃的吃法，比如可以将核桃去皮取仁，也可以将核桃仁与冰糖一起砸碎，冲服。

核桃不仅能够健脑，还能够治疗神经衰弱。患有头晕、失眠、食欲缺乏的老年人，每天早、晚吃 2 个核桃，就可以起到滋补的作用。

核桃仁还具有很高的医疗效果，能够补气养血、消肿解毒等。最近的科学研究还证明，食用核桃能够预防肿瘤，用鲜核桃的树枝和鸡蛋一起煮，然后将鸡蛋食用，可以有效地预防子宫癌。

营养功效

1. **营养价值** 核桃最好生食，这样营养价值流失的最少，在核桃成熟的季节取得新鲜的核桃仁，味道更是鲜美。目前，吃新鲜的核桃仁在发达国家是比较普遍的。科学家们正在发明有关技术，来炼取新鲜的核桃仁，相信将来在中国也会普及新鲜的核桃仁了。

2. **关于核桃仁的食用量** 一般人每天吃 5 个左右的核桃即可，若是吃得太多，就会生痰，还会觉得恶心。此外，阴虚火旺、大便干燥的人要少吃核桃。

3. **功效** 科学研究证实，核桃中的氧化物质被人体吸收后，可以防止机体不被细菌侵害。迄今为止，人们已经普遍知道吃核桃能够减少血液中胆固醇的含量，并减少心脑血管疾病的发生率。

（1）核桃中含有丰富的蛋白质、脂肪、维生素和矿物质。脂肪中含亚油酸多，所以营养价值非常高。

（2）核桃中维生素 B 和维生素 E 的含量非常丰富，可以防止脑细胞老化，有效地健脑，增强记忆力。核桃中还含有其他特殊的维生素成分，不但不会升高胆固醇的含量，还会减少肠道对胆固醇的吸收，因此，动脉硬化和冠心病的人可多食用。

（3）核桃仁中含有亚麻油酸及钙、磷、铁等物质，能够美容人的肌肤，经常食用会使皮肤变得水嫩，头发也会有光泽，还能预防脱发等问题。

（4）核桃仁中含有许多人体需要的微量元素，因此能够顺气补血、润肺补肾。经常吃核桃仁还能够缓解疲劳。

琥珀核桃

原料：生核桃仁，红糖或黄糖2片，熟芝麻适量，鲜奶适量。

做法：

1. 将牛奶放在火上加热，然后在牛奶中放入红糖。

2. 等到红糖变得很黏稠，牛奶基本挥发完毕的时候，蘸一滴，滴到清水中，看看是不是很快就凝结，如果凝结，即可给核桃上糖衣。

3. 在生核桃上面迅速地撒上一层糖衣，关火。

4. 把上好糖衣的核桃仁趁热摆在盘里，然后快速地撒上芝麻。这样，又香又脆的琥珀核桃就做好了。

食疗功效：有顺气补血、止咳化痰、润肺补肾等功能。当感到疲劳时，嚼些琥珀核桃，有缓解疲劳和压力的作用。

植物肉——豆腐

豆腐，在古代称之为"福黎"，是我国人民发明创造的一种食品，后来传到了世界各地。豆腐是中国的传统食品，味道也非常鲜美。豆腐可以分为两种，南豆腐和北豆腐。南豆腐用的石膏比较少，质地也比较水嫩，水分的含量也比较多；北豆腐用的石膏比较多，质地也比较老，水分的含量相比南豆腐而言少。

豆腐是我国素食中的主要材料，很受人们的欢迎，因此被誉为"植物肉"。制成豆腐的主要原料是大豆，大豆中的蛋白质和脂肪含量比较高，所以说，豆腐的营养价值也是非常高的。

营养价值

豆腐中含有丰富的营养，并且还含有人体所需的多种微量元素，其中糖类、植物油和蛋白质的含量非常丰富，其消化吸收率也非常高。两小块豆腐，就可以满足人体一天的钙需求量。

豆腐能够补血清热，经常食用可以补中益气、清热止渴。现代医学已经证明，豆腐不仅有丰富的营养，还能够促进骨骼的生长，增强造血功能。豆腐中不含有胆固醇，因此对高血压、冠心病、心脑血管等疾病的人没有太大的影响。豆腐还含有大量的植物雌激素，对防治骨质疏松症有良好的疗效，其中含有的甾固醇、豆甾醇都有抗击癌症的作用。

食疗效果

豆腐也可以用于食疗，并且存在一定的药用价值。如葱炖豆腐，可以治疗初期的感冒；鲫鱼与豆腐共煮可以治疗麻疹和发热，也可以通乳；葱煎豆腐，可以治疗水肿膨胀；豆腐萝卜汤，可以治疗哮喘；豆腐与红糖共煮，可以治疗吐血。

适用人群

豆腐可以作为儿童生长发育的保健品和营养品，同时也是老年人和妇女的重要食品，多食豆腐可以有效治疗更年期、肥胖、皮肤粗糙等疾病，尤其是脑力工作者要经常食用豆腐。豆腐消化得很慢，所以小孩子不宜多食，此外，豆腐中嘌呤的含量比较多，痛风患者及尿酸浓度增高的患者慎食。

食用方法

1.南豆腐细嫩，适合做汤，北豆腐质地比较老，因此适宜于烧、煎或是做汤。

2.豆腐没有甲硫氨酸，因此在烹食的时候，可以将豆腐与肉类或者是蛋类一起烹调，这样可以增加豆腐中的营养。

注意事项

　　1. 选择优质的豆腐。豆腐内部没有水分，也没有杂质，白嫩的是优质的豆腐。内部若有水纹和气泡的，并且微微发黄，则是劣质的豆腐。

　　2. 豆腐食用不可过多，食用过多就会感到腹胀、恶心，这时可以吃一些菠萝缓解。

美人厨房

小葱拌豆腐

原料： 豆腐500克，豆瓣酱、盐、胡椒粉各少许，红辣椒油适量，生姜1块，小香葱3～4根，鸡精适量，湿淀粉1大匙。

做法：

1. 将生姜切碎，油烧热了之后放入葱花，出香味后倒入豆瓣酱炒香，加水适量，放入豆腐，水要漫过豆腐。

2. 用大火烧开，然后放入胡椒粉，盐，红油少许，转小火煮至水变得很少。

3. 加入鸡精、湿淀粉后，开大火收汁，最后撒上切好的小香葱即可。

食疗功效： 该肴品清新解腻，可补充身体中的蛋白质，是女性美容养颜的良品。

返老还童的"珍珠"——芡实

　　芡实又叫鸡头米。芡茎三月生，叶贴在水面上，比荷叶大，有皱纹，叶面呈青色而背面呈紫色，茎、叶都有刺。茎长达一丈余，中间有孔有丝，嫩的剥皮可食。五六月开紫花，花开时面向阳光结苞，苞上有青刺。剥开后有软肉裹子，壳内有白米，形状如鱼目。七八月成熟。

营养功效

1.芡实内淀粉的含量非常丰富，可以为人体提供热量，并且内部含有多种维生素和矿物质，因此可满足人体营养成分的需求。

2.芡实可以增强小肠的吸收功能，提高糖尿病患者的排泄率，还可以增加血清胡萝卜素的浓度。实验证明，血清胡萝卜素的水平提高，就会有效降低癌症的发病率。

适合人群

适用于大多数人群。

1.白带多、肾虚、腰酸背痛的妇女，体虚的小孩，小便频繁的老年人适宜食用。

2.芡实的收涩功能比较强，便秘、尿赤者或者产后女性不适合食用。

食疗作用

芡实性味甘平，有一点涩，无毒，入脾、肾经。具有固肾涩精、利湿健中、补脾止泄的功能。

芡实主要能够治疗腰膝痹痛、淋浊、带下、遗精、小便不禁等病症。

做法指导

1.吃芡实要用小火慢炖，细嚼慢咽，这样才能起到滋养身体的作用。

2.芡实与鱼头一起炖食，能够健脑，还可以治疗神经衰弱。

芡实莲子羹

原料：莲子 30 克，芡实米 30 克，糯米 60 克，荷叶 50 克，白砂糖 10 克。

做法：

1. 将莲子、芡实、糯米洗净，荷叶洗净分卷扎成 4 小卷。

2. 把全部用料放入锅内，加清水适量，武火煮沸后，文火煮至粥成，去荷叶，加盐调咸粥或加糖调甜粥均可，随量食用。

食疗功效：有健脾涩肠、养心安神之效。是广大职业女性养心安神的良品。

不会腐败变质的金色液体——蜂蜜

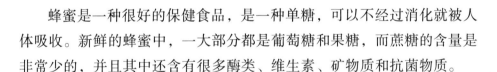

蜂蜜是一种很好的保健食品，是一种单糖，可以不经过消化就被人体吸收。新鲜的蜂蜜中，一大部分都是葡萄糖和果糖，而蔗糖的含量是非常少的，并且其中还含有很多酶类、维生素、矿物质和抗菌物质。

营养功效

1. 蜂蜜含有大量的转化糖，能够被肠壁细胞直接吸收和利用，不会经过人体的消化，因此对于儿童和老年人来说是非常重要的，经常服用蜂蜜有助于消化。

2. 蜂蜜中含有多种氨基酸，这些氨基酸都是人体中不可缺少的物质，并且还含有多种消化酶和一些微量元素。蜂蜜中不含脂肪，对于患有高血压、心脏病的患者来说，蜂蜜是最佳的食品。

3. 蜂蜜中含有丰富的钙和磷，因此是成长期儿童和需补钙的老年人的天然补品。蜂蜜能够在人体内产生很高的热量，因此服用蜂蜜可以使体力快速地恢复，并且能够增强毅力、延缓衰老，延年益寿。

4.蜂蜜中矿物质的含量也非常丰富，例如钾、镁、钙、铁、铜等，因此能够帮助人体健脑和补充人体中所缺的元素。

5.蜂蜜还具有很强烈的杀菌功能。经常食用蜂蜜，不仅不会损害自己的牙齿，还能够为自己的口腔杀毒。将蜂蜜敷在皮肤的伤口上，细菌就无法滋生。蜂蜜还能够治疗中度的皮肤损伤，可以洁净伤口，使伤口不会因为细菌的侵害而化脓。也可以治疗皮肤溃烂，只需要在伤口表面涂一些蜂蜜，进行简易的包扎即可。蜂蜜对于烧伤和灼伤的效果也是非常好的，立即在烧灼伤处涂抹蜂蜜，可以防止水肿，若在蜂蜜中加入少量的面粉，再涂到伤口上，就可以防止留下瘢痕。

蜂蜜饮

原料：橙子1个，鸡蛋1个，枸杞子3粒，蜂蜜少许。

做法：

1.鸡蛋打成蛋液，尽量打细腻点。

2.把橙子底部的1/4切去，剩下的3/4用勺子慢慢把果肉挖出变成橙子碗，注意不要把皮弄破。

3.橙子肉榨汁。把和蛋液等量的橙汁入蒸锅蒸到微温（太热或太凉蒸出的蛋羹都不好）。蒸的过程中，把橙子碗用小剪刀做出锯齿状。

4.把温的橙汁和蛋液倒入橙子碗中混合，加少许蜂蜜增加底味。中火蒸10分钟左右，期间可加入枸杞子，使外形更漂亮，淋上蜂蜜。

食疗效果：经常饮用可以使皮肤光滑有弹性，还可以清除肠胃中的垃圾，排毒养颜，使身体更加健康。并且能够增强免疫力、促进消化、防止衰老、改善睡眠状况，因此是广大爱美女性的保养佳品。

维持能量平衡的谷物——糙米

营养学家发现，糙米的米糠和胚芽中的 B 族维生素、维生素 E 含量非常丰富，这两种物质能够提高人体的免疫力，促进血液循环，还能够帮助人们消除烦躁的情绪，使人们充满活力。

此外，糙米中还含有钾、镁、锌、铁等微量元素，有利于防止心脑血管疾病的发生。其中，还含有大量的膳食纤维，因此可以促进肠道有益菌的生长繁殖，加速肠道蠕动，软化粪便，预防肠癌的发生。膳食纤维还能够结合胆汁中的胆固醇，将胆固醇排出体外，因此，对高血脂患者是非常有利的。

营养功效

1. **糙米的作用**　糙米对于糖尿病和肥胖症患者是非常有益的，因为糙米中的淀粉被粗纤维包住，所以人体吸收得比较慢，能够很好地控制血糖。同时，糙米中还含有铬、锰、钒等一系列微量元素，这样就有助于提高胰岛素的敏感性，因此对于糖耐量受损的人是非常有帮助的。

日本的一项研究证明，糙米中的糖含量要比白米中的糖含量低很多，吃糙米会更容易让自己变饱，从而有效控制食量，帮助肥胖者减肥。在日本、新加坡等地，曾经掀起过一阵吃糙米的狂潮。

2. **糙米的营养**　糙米就是将谷物的壳去掉而形成的大米，组成大致分为皮层、糊粉层、胚乳和胚芽四部分。这种粮食的加工精度不高。在糙米的皮层、糊粉层和胚芽中含有大量的维生素。如果将米碾碎，那么大量的维生素就会流到糠中。其中维生素 B_1 的损失是最大的。

糙米中维生素 B_1 的含量十分丰富，大约是精米的 3 倍。若是长期食用精米而不食用糙米，那么身体中的维生素 B_1 就会严重缺失，对身体是没有好处的。糙米的糊粉层中含有大量的蛋白质和脂肪，碾米时，蛋白质和脂肪就会流入到米糠中。因此，将大米碾得越精细，营养价值就会越低。

糙米不同于其他谷物的特点就是含有胚芽。胚芽是一种有生命的组织，并且含有十分丰富的营养，它会在一个适当的环境下长成一个新的植物。所以胚芽的营养价值非常高。

糙米胚芽中含有很多纤维素，纤维素具有减肥、降低胆固醇、通便的功能。所以糙米胚芽可以改善肠胃功能、净化血液。胚芽还含有大量的不饱和脂肪酸，能够降低胆固醇，有效地保护心脏。并且还能够健脑，这是因为人脑是由很多的脂肪酸组成的，其中的不饱和脂肪酸更是非常重要，若是脑部的不饱和氨基酸过少，那么就会影响心智的发育。

胚芽含锌丰富，能够治疗糖尿病的病症，这是因为糖尿病的患者含锌量只是正常人的一半，因此，经常吃一些糙米对糖尿病是有好处的。

糙米茶

原料：糙米，水。

做法：

1. 把糙米放在未沾油的锅中，炒至黄褐色，倒在其他容器内。

2. 锅内放水 1500 毫升，烧开后放入炒过的糙米，水滚开后，改用小火煮 20 分钟后，过滤糙米渣取茶水饮用（小火煮时应打开锅盖。）

3. 剩下的糙米渣可加白米煮粥吃，营养美味，能改善便秘。

食疗功效：对病后虚弱、经常长痘、排便不畅、心慌气短、头昏乏力、精力不济、睡眠不良、慢性易疲、思维迟钝、健忘、食欲缺乏、消化不良等症状有一定疗效。

秋后的人参——萝卜

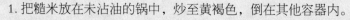

俗话说："秋后萝卜赛人参。"但是说这句话的缘由是什么呢？这是

因为萝卜营养价值很高，能增强体质，提高身体抵抗力，因此，多吃萝卜能够有效地保护身体。

营养功效

萝卜中含有大量的维生素 C 和锌，并且性味甘平，有点寒，能够生津止血、消食化滞、顺气化痰，还能够增强机体的免疫能力，提高身体的抗病能力，有很高的食疗价值。

市场上有很多种萝卜，红萝卜、青萝卜、白萝卜和水萝卜等，它们的功能也各不相同。

1.白萝卜生吃能够促进肠胃的消化，它的辛辣成分能够促进胃液的分泌，调整肠胃的机制，并且能够消炎。和肉类一起炖食，可以补气顺气。白萝卜炖汤，是一种最常见的吃法。冬天的时候，人们为了御寒会多食用肉类，如将羊肉和白萝卜一起炖汤，不仅能够去膻味，还能够中和羊肉的温热，防止消化不良。

2.红萝卜也可以称之为胡萝卜，其中含有大量的胡萝卜素、丙氨酸等一系列的氨基酸，并且还含有一定量的矿物质。生吃胡萝卜可以养血，熟吃胡萝卜可以补肾，因此心脑血管疾病患者要多吃。吃胡萝卜要用油炒，因为胡萝卜中含有脂溶性维生素，只有和油一起才能被身体吸收。但是在生吃胡萝卜的情况下，只要过一段时间吃一些含有油脂的食物，营养也会被吸收。

3.青萝卜中的维生素 C 和膳食纤维含量是非常多的，其清热疏肝的效果是最佳的，同时还能够健脾、化痰止渴。

4.水萝卜是夏天的一种蔬菜，它的利尿效果非常显著。因此若是凉拌食用，可以解油腻，清淡爽口。

萝卜排骨汤

原料： 萝卜（最好是白萝卜）、排骨（大棒骨炖出来的汤更加得鲜美）、枸杞子、黄酒、大枣、盐、姜片、胡椒粉、八角等，同时还可以根据自己的喜好加一些其他材料。

做法：

1. 将白萝卜去皮，然后横切，每一片切成3厘米的厚度，不必太薄。再对切，形成月亮的形状。

2. 将切好的萝卜放进盘中，不要着急下锅，等到排骨炖熟以后再放进去，若是太早放进去，萝卜会炖烂，吃起来口感不好。

食疗功效： 止咳化痰、抗病消炎、杀菌抗癌、降低脂肪、通便利尿，因此是广大女性保持身材、美容养颜的良品。

土人参——红薯

　　红薯，又可以称作甘薯。红薯中含有多种营养，如蛋白质、糖、脂肪和一些微量元素，另外还含有多种维生素和甘油酸等，其中维生素B_1、维生素B_2的含量是非常高的。并且红薯中含有非常丰富的赖氨酸。很多人认为吃红薯令人发胖，但是根据科学研究，发现红薯含热量是非常低的，所以吃了以后不但不会发胖，还可有效减肥。红薯中还含有一种类似于雌激素的物质，能够保护人体的皮肤，延缓机体的衰老。

　　因此，很多外国的女性会将红薯作为一种美容的食品。红薯生食也很香脆，可代替水果；熟食味道甘甜，十分美味。因此是餐桌上不可缺少的美味佳肴。

功效作用

　　1. 抗癌作用 红薯中含有大量的β–胡萝卜素、维生素C和叶酸，而这三种物质正是可以抗击癌症的物质。

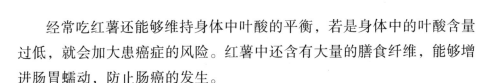

经常吃红薯还能够维持身体中叶酸的平衡，若是身体中的叶酸含量过低，就会加大患癌症的风险。红薯中还含有大量的膳食纤维，能够增进肠胃蠕动，防止肠癌的发生。

2. 有益于心脏　红薯中含有丰富的钾、维生素 C 和维生素 B$_6$，这些物质都能够帮助机体预防心血管疾病。钾能够维持细胞液体和电解质的平衡，因此能够维持正常的心脏功能。

维生素 C 能够防止脂质的氧化，有效预防动脉粥样硬化，降低血液中胆固醇的含量，促使心脏更好地工作。

3. 预防肺气肿　科学家研究表明，经常吃维生素 A 能够防止肺气肿的发生。有一些吸烟的人直到 90 岁也没有患肺气肿，就是因为他们的日常饮食中含有大量的维生素 A，而红薯中就含有大量的维生素 A，所以对于经常吸烟的人来说，经常吃一些红薯，可以预防肺气肿。

4. 有抗糖尿病作用　研究发现，白皮的红薯能够治疗糖尿病。因为白皮红薯中含有一种物质，能够改变胰岛素，所以能够有效地控制血糖。

红薯是一种营养均衡的食品，它的热量非常低，其中不含脂肪和胆固醇，所以吃红薯有一定的减肥作用。红薯不仅是食物，在我国也已作为药材使用。但是红薯不能够吃太多，如食用太多就会出现泛酸、反胃等症状。

红薯糯米团

原料：红薯 150 克，糯米粉 150 克，豆沙适量。

做法：

1. 红薯洗净，保留水分，用保鲜膜包好，放入微波炉高火 8 分钟至软烂（保留水分是为了红薯不会变得太干）。

2. 用勺子将已经软烂的红薯碾成泥，如果想更细致一些，可以用细筛网过筛一下，如果太干，可以加少量牛奶混合均匀。

3. 加入适量糯米粉（糯米粉和红薯的比例可以是 1 : 1，也可以少放一些糯米粉，依个人喜好），和成光滑面团。

4. 将面团分成若干份，放入豆沙馅，团成圆球，压扁。

5.锅中放少量油，油热后，放入豆沙红薯饼，煎至两面金黄即可。

食疗功效：红薯具有减肥的功效，并且能够利水，因此，女性朋友经常食用该佳肴，会起到减肥瘦身的作用，爱美的女性不要错过了。

补血排毒的妙品——南瓜

南瓜是葫芦科南瓜属的植物。因产地不同，叫法各异，又名麦瓜、番瓜、倭瓜、金冬瓜，台湾话称为金瓜，原产于北美洲。南瓜在中国各地都有栽种，日本则以北海道为大宗。果嫩味甘适口，是夏秋季节的瓜菜之一。老瓜可作饲料或杂粮，所以有很多地方又称为饭瓜。在西方南瓜常用来做成南瓜派，即南瓜甜饼。南瓜瓜子可以做成零食。

营养功效

1. **解毒**　南瓜中含有大量的维生素和果胶，果胶有很好的吸附功能，能够将身体中的病毒和真菌粘在一起，然后排出体外。

2. **保护胃黏膜、帮助消化**　南瓜中含有大量的果胶，能够保护胃肠道，避免食物的刺激，促进肠道溃疡的愈合，因此患有胃病的人可以多吃一点。南瓜还能够促进胆汁的分泌，加强肠胃的蠕动，帮助食物的消化。

3. **防治糖尿病、降低血糖**　南瓜中钴的含量非常丰富，钴能够促进人体的新陈代谢，并且能够促进人体的造血功能，参与人体中维生素 B_{12} 的形成，是人体胰岛细胞不可缺少的元素，可有效地治疗糖尿病。

4. **消除致癌物质**　南瓜能防止亚硝胺的突变，进而能够有效地防止癌症的发生，还能够恢复肝的功能，增强肝、肾细胞的再生。

5. **促进生长发育**　南瓜中锌的含量非常丰富，能够促进人体内核酸和蛋白质的合成，是肾上腺皮质激素的固有成分，也是人体生长发育不可缺少的物质。

适用人群

一般人群都是可以食用的。

1.肥胖症患者、糖尿病患者和老年人适合食用。

2.南瓜性温，胃热气滞、湿热气滞的人要少吃。患有脚气、黄疸、气滞湿阻病的人不能够食用。

用法用量

1.南瓜可以蒸，可以煮，也可以外敷。

2.南瓜熟吃可以补益利水，也可以排毒。

3.将南瓜制成南瓜粉，可以有效地治疗糖尿病，可以长期少量地服用。

4.将南瓜切成片，用盐腌制 6 小时，用食醋凉拌后食用，可以减轻面部暗沉，防治青春痘。

食用功效

南瓜性味温甘，入脾，胃经。能够补气消肿、解毒降糖。

注意事项

1. 南瓜在绿色的蔬菜中是十分容易保存的，一个完整的南瓜放在冰箱里一般可以储存两个月，在古代冬天蔬菜很少，人们就习惯将南瓜储存起来。

2. 若是将南瓜切开以后就保存，那么就容易从心开始溃烂，所以最好是用勺子将心挖掉，贴上保鲜膜，然后放进冰箱里储存。

3. 南瓜皮中的胡萝卜素和维生素含量很高，所以最好是连皮一起食用，若是皮比较硬，那么可以用刀将硬的部分切掉。在食用的时候，南瓜心的胡萝卜素非常丰富，所以要尽量全部烹调。

里脊南瓜汤

原料： 豆腐（切成丁），猪里脊肉，鲜香菇，蘑菇，蚕豆仁，南瓜，盐1茶匙，胡椒粉。

做法：

1. 将香菇去蒂切成丁，猪肉里脊切成丁，蘑菇切成丁，南瓜去皮切成片。

2. 将蚕豆煮熟。

3. 取一中锅，加入适量的清水，煮沸。入南瓜煮至熟透，待凉后用果汁机打成南瓜浆汤。

4. 煮沸南瓜汤，加入切好的里脊肉、豆腐、香菇、蘑菇和蚕豆，煮熟。下盐和胡椒粉调味，即可食用。

食疗功效： 具有补中益气、温中止泻的功效，适用于脾胃虚弱之泄泻、体倦等病症。

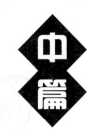

中篇

美丽是可以吃出来的

第6章
素食养颜

美白祛斑的素食食谱

对于绝大多数的女性朋友来说，美白祛斑是必不可少的，想要让自己的肌肤变得光鲜亮丽，可不是光靠化妆品就能解决的，还要注意自己的饮食。低碳饮食已经成为当今社会的饮食潮流，那些油脂少的食物能够更加彻底地清除我们体内的毒素，使我们的肌肤避免毒素物质的伤害。

在日常的烹饪过程中，可以刻意地为自己做一些既可口又有助于美白祛斑的菜肴，让自己在享受美食的同时也体会着美食给自己带来的美丽。下面就为大家介绍几款具有美白功效的素食食谱。

一、山药枸杞粥

[原料] 粳米，鲜山药，枸杞子，白糖，蜂蜜，水。

[做法]

1. 将粳米清洗干净，放到冷水中浸泡1小时后，捞出，沥干。

2. 将新鲜的山药去皮，用刀刮洗干净，然后切成小丁状，备用。

3. 将枸杞子放到温水中泡开，备用。

4. 在锅中加入适量的冷水，然后将处理好的粳米、山药、枸杞子放入锅中，用大火烧开，再转成小火熬制，等到食材软烂即可。食用的时候可以加入一些白糖和蜂蜜。

[功效] 美容养颜、补血、消除色斑。

二、什锦水果羹

［原料］苹果 1 个，香蕉 1 个，梨 1 个，菠萝 1 块，草莓若干，猕猴桃 1 个，水淀粉、白糖、蜂蜜、冷水各适量。

［做法］

1.将苹果、香蕉、梨、菠萝、草莓、猕猴桃放入水中清洗干净，切成丁状备用。

2.在锅中放入适量的水，将切好的水果丁放入锅中，开大火煮沸后再转成小火进行熬制。等到水果煮烂后加入适量的白糖、蜂蜜，最后再加入适量的水淀粉，边加边用勺子搅匀，烧开即可。

功效：解暑、去燥，美白祛斑。

三、薏苡仁莲子粥

［原料］薏苡仁，莲子，大枣，冰糖，水。

［做法］

1.将薏苡仁放入清水中淘洗干净，然后放到清水中浸泡 3 小时，捞出，沥干。

2.将莲子去心，用冷水清洗干净，大枣清洗干净，去核，备用。

3.在锅内加入适量的清水，放入洗好的薏苡仁，开大火烧沸；然后加入处理好的莲子、大枣，焖煮至熟透；最后加入适量的冰糖，熬成粥状，即可。

［功效］美白保湿，可除雀斑、老年斑、蝴蝶斑等。

四、枇杷大枣粥

［原料］粳米，枇杷，大枣，白糖，水。

［做法］

1.将枇杷放到水中清洗干净，将外皮撕去后除去枇杷核。

2.将粳米清洗干净，放到冷水中浸泡 1 小时，捞出，沥干。

3.在锅内加入适量的清水，放入粳米、大枣，用大火烧开，然后加入枇杷，转成小火继续熬煮至成粥状，最后加入适量的白糖进行调味，即可。

[功效] 美白祛斑，清肺健胃。

五、橘子山楂粥

[原料] 粳米，橘子，山楂，白糖，清水。

[做法]

1. 将橘子剥皮后撕去筋络，然后逐瓣分开，再用竹签除去橘子核，切成小块；山楂清洗干净后切成两半，去核。

2. 将粳米清洗干净，放到冷水中浸泡 1 小时后捞出，沥干。

3. 在锅内加入适量的清水，然后将粳米、橘子、山楂放入锅中，用大火烧开，再转成小火继续熬煮成粥，之后加入适量的白糖即可。

[功效] 去斑养颜。

六、冰糖芝麻银耳羹

[原料] 黑芝麻，银耳，冰糖，水。

[做法]

1. 将黑芝麻除去杂质后炒香；银耳放到温水中泡发后去蒂，撕成碎片；将冰糖打成碎屑。

2. 将处理好的冰糖、银耳、黑芝麻一同放到锅中，加适量清水，用大火烧沸或再转成小火继续熬煮半小时左右，即可。

[功效] 祛斑美白。

七、白芷冰糖饮

[原料] 白芷，冰糖，水。

[做法]

1. 将白芷放入清水中浸泡一夜，等到准备做的时候取出切成薄片；将冰糖打碎。

2. 将白芷和冰糖一同放入锅中，加适量的清水后用大火煮开，然后转成小火继续煮半小时左右即可。

[功效] 美白祛斑。

八、桂花枸杞粥

［原料］枸杞子，桂花，大米，白糖。

［做法］

1.将桂花清洗干净；大米放到清水中淘洗干净；枸杞子去掉柄和杂质后清洗干净。

2.在锅中加适量清水，将处理好的桂花、枸杞子和大米一同放入锅中用大火煮开，然后转成小火继续煮半小时左右，之后加入适量的白糖即可。

［功效］美白祛斑。

减肥的素食食谱

素食中的营养价值也是比较全面的，而且素食中的脂肪、热量含量比较低，对于那些想要保持身材的女性朋友来说是非常不错的选择。

低卡饮食是当今社会饮食的潮流，下面为大家推荐几款适合女性减肥的素食食谱。

一、雪里蕻豆腐汤

［原料］豆腐，雪里蕻，精盐，葱花，植物油，味精适量。

［做法］

1.将锅置于火上，加适量的水，水开后，将豆腐放到沸水中稍焯一下，切成小方丁；雪里蕻放入清水中清洗干净，切丁。

2.将锅置于火上，用旺火烧热，加适量的植物油，油热后，将葱花放入锅中进行煸炒，炒至出香味后加适量的水。

3.水沸后，将切好的雪里蕻、豆腐丁放入锅中，转为小火，再炖15分钟，加适量的精盐、味精即可。

［功效］豆腐和雪里蕻热量都很低，且豆腐还有胀腹感，雪里蕻含有一定的粗纤维，这些作用可以很好地保证进食的量很少，消化后容易

排出体外，利于减肥。

二、玉米饼红椒素食

［原料］玉米饼、小红椒、青菜梗。

［吃法］将这 3 种食物同时食用，即可。

［功效］玉米饼可以作为主食，容易产生饱腹感，同时食用小红椒、青菜梗会更容易将玉米饼吃下，而且有一定的调味作用。这几种食物中的膳食纤维含量比较高，经常食用，非常有利于减肥。

三、地中海杂烩沙拉

［原料］燕麦片、煮熟的豆粥、绿叶青菜。

［做法］可以将燕麦片用热水冲开喝，然后再喝一些豆粥，配上炒好的绿叶蔬菜。

［功效］燕麦可以作为主食，吃过燕麦后再吃一些煮熟的豆粥能够加快燕麦片的消化，防止脂肪在体内堆积。再配上一些炒熟的绿叶青菜能够为我们的身体提供所需的纤维素和维生素，减肥效果很好。

四、莲藕素排

［原料］莲藕，面粉，吉士粉，泡打粉，橄榄油。

［做法］

1. 将吉士粉、面粉、泡打粉混在一起，可以依个人口味加入适量的盐、水和橄榄油，将和好的面团分成若干份。

2. 将莲藕清洗干净后切成条状，每份面团包上 1 根莲藕条。

3. 将锅置于火上，加入适量的油，油热后，将处理好的面团放入油锅中炸至面团呈金黄色。

4. 出锅后，在锅中加入适量的老抽酱油、橄榄油进行烧汁，收汁即可。

［功效］莲藕具有疏通肠道的作用，长期食用可以减少肠道中油脂的堆积，因此就减少了脂肪的生成。橄榄油还可以起到清理肠道的作用，有效地防止肠道中细菌的生成。因此这道菜可以说是女性减肥的良品。

五、南瓜番茄冷汤

［原料］南瓜，番茄，洋葱，洋芫荽，腰果奶、盐、柠檬汁适量。

［做法］

1.将南瓜清洗干净后切成大块，放到锅内蒸熟；番茄去掉皮和籽后，清洗干净，切成片状；洋葱清洗干净，切成细丝。

2.将南瓜、番茄、洋葱和水放到果汁机中打匀后再放到锅中用小火煮沸，然后加入腰果奶和适量的盐，搅匀，稍煮一下即可。

3.等到汤温降低到一定程度，放到冰箱中1小时，即可食用，如果再加2滴柠檬汁，撒上洋芫荽屑，味道会更好。

［功效］南瓜易消化，还可以将肠道中的油脂吸收掉，是女性减肥的好食物。番茄中有大量的番茄红素，能够起到美容养颜、滋养皮肤的作用，因此这道菜肴可以让女性在身材变得纤细的同时，皮肤也得到相应的滋养。

六、豆腐千层

［原料］新鲜腐皮，硬豆腐，金瓜，腰果，青椒碎，芫荽碎，酱油，粟粉，蜂蜜，盐，水。

［做法］

1.取一个干净的碗，加入适量的酱油、粟粉、盐和蜂蜜，用适量的水稀释，搅匀，调成芡汁。

2.将金瓜切成大块放到锅中蒸熟，然后和腰果一同放到搅拌器中打至呈泥状。

3.将豆腐中的水控掉，捣碎，然后同金瓜、腰果泥和其余馅料放到一起搅拌均匀，备用。

4.取一张新鲜的腐皮放到菜板上，在腐皮上涂上一层馅料，再在馅料上覆一张新鲜腐皮，再涂上馅料，重复这个操作。

5.将做好的豆腐千层放到沸水锅中蒸5～10分钟，取出，切成块状。

6.将芡汁煮热后浇到豆腐千层上，再洒一些芫荽碎和青椒碎，即可。

[功效] 豆腐中含有丰富的蛋白质，营养丰富，经常食用，会补充身体中缺少的蛋白质，此外。豆腐不会在肠道中积存，因此不会引起女性发胖。

七、甜豆木耳炒山药

[原料] 木耳，甜豆，山药，葱花，花椒，橄榄油，鸡精和盐。

[做法]

1. 将木耳放到水中泡发，清洗干净；将甜豆择去老筋，清洗干净。

2. 将山药去皮，然后冲掉上面的黏液，切成片状，放到冷水或淡盐水中浸泡一段时间。

3. 将甜豆和山药放到开水中焯一下，捞出，放入冷水中进行冷却。

4. 将锅置于火上，加入适量的橄榄油或色拉油，等到油温达到五六成热时，将葱花、花椒、山药、甜豆放到锅中进行翻炒，2分钟后，加入木耳、鸡精和盐翻炒均匀，即可。

[功效] 黑木耳中含有大量的胶原蛋白，这些胶原蛋白有一定的吸附作用，可以将肠道中的垃圾吸住，一起排出体外。所以木耳也被称之为肠胃中的"清道夫"。女性经常食用，可以减少油脂的生成，有效减肥。

处理山药的注意事项

1. 山药切好后要立即放到盐水中浸泡，防止氧化变黑。

2. 在处理鲜山药时要注意黏液中的植物碱成分很容易伤到手，如不小心黏到手上，要用清水加少许醋进行清洗。

3. 虽然山药香甜可口，但是，山药皮很容易导致皮肤过敏，所以，在吃的时候要先削掉山药皮，而且在削完皮后要及时地清洗双手，否则的话，接触部分易痒。

4. 在选择食材的时候，要选那些外皮无伤的好山药，最好是带黏液，而且黏液比较多，断层雪白，水分少。山药可以鲜炒，也可以晒干煎汤、煮粥。去皮食用是为了避免产生麻、刺等口感。

八、油醋沙拉

[原料] 橄榄油，生菜，黄瓜，葱花，红酒醋，糖，盐、黑胡椒粉适量。

[做法]

1.将切好的葱花放在碗底，倒入适量的橄榄油、醋、糖、盐、黑胡椒粉，搅拌均匀。

2.将生菜、黄瓜清洗干净后切成块状，用调好的汁拌匀。

[功效] 生菜中含有大量的水分、维生素和矿物质，其茎叶中含有莴苣素，具有镇痛催眠、降低胆固醇、辅助治疗神经衰弱等功效。黄瓜能够清热利水、消炎解毒、顺肠通便。因此是女性减肥的一种好选择。

九、山药青椰煲

[原料] 去皮山药，青花椰菜，枸杞子，盐，沙拉油，水。

[做法]

1.将锅置于火上，锅热后，放入适量的沙拉油，加入枸杞子。

2.将山药放入锅中，加入适量的水，稍微搅拌一下，加适量的盐后焖煮10分钟左右。

3.将青花椰菜放入锅中，继续炖煮5分钟左右，即可。

[功效] 山药中含有大量的氨基酸和少许的微量元素，在养颜保健的同时还能够控制食欲，因此，女性经常食用山药，可以保持好身材。

十、摩洛哥风味蒸粗麦粉

[原料] 橄榄油，洋葱，蔬菜汁，胡萝卜，萝卜，红薯，小胡瓜，红椒，罐装鹰嘴豆，番茄辣酱，肉桂粉、姜黄粉、藏红花粉、咖喱粉、粗麦粉各适量。

[做法]

1.将洋葱、胡萝卜、红薯、萝卜、小胡瓜、红椒清洗干净，将所有食材切成丁状。

2. 将锅置于火上，加适量的油，烧热，放入切好的洋葱进行翻炒至变黄，加入切好的胡萝卜、萝卜和红薯，加入适量的水，开中火煮15分钟左右。

3. 将小胡瓜和红辣椒放入锅中，开小火煮20分钟左右。

4. 将鹰嘴豆、番茄辣酱，以及适量的肉桂粉、姜黄粉、藏红花粉和咖喱粉放入锅中一同煮至熟透。

5. 将粗麦粉倒入锅中，搅拌均匀后放到一旁晾凉，即可。

［功效］麦粉可以帮助清理肠胃，并且麦粉的结构不容易被破坏，因此会增加饱腹感，食用油脂含量高的食物也就会减少，可以帮助女性减肥。

十一、凉拌芥蓝

［原料］芥蓝，枸杞子，蒜蓉，香油，盐，酱油，陈醋，冰糖粉，水。

［做法］

1. 将芥蓝清洗干净后切成条，烫熟，放到冷水中进行冷却，再放入冰箱里冰镇。

2. 将枸杞子清洗干净后烫一下。

3. 将蒜蓉和调料放到一个干净的碗中搅拌均匀，将芥蓝摆好后淋上调料，即可。

［功效］芥蓝中含有大量的有机碱，这种物质能够促进肠胃的蠕动，加快消化和吸收。其中还含有大量的膳食纤维，能够防止便秘，是女性保持身材的好选择。

十二、素炒西芹

［原料］西芹，胡萝卜，大蒜，盐，味精，植物油，水。

［做法］

1. 将西芹清洗干净后切成段，胡萝卜清洗干净后切成片状。

2. 将锅置于火上，加适量的植物油，油热后，用大蒜烹锅，然后加入胡萝卜炒至变黄且透明。

3.将切好的西芹段放入锅中进行翻炒，淋一些水，用小火焖至水快干，加适量的盐和少许味精调味，即可。

［功效］西芹具有降低血压、清肠利便、促进血液循环等功效。因此经常食用西芹，可以保持肠胃通畅，减少油脂的积存，起到一定的减肥作用。

芥蓝烹饪时的注意事项

美人厨房

1.芥蓝菜肥大的肉质茎和嫩叶是可食部分，适合炒、拌、烧，也可以做配料或汤料。

2.芥蓝菜略带苦涩味，炒时可以加入少量糖和料酒，能够改善口感。

3.在烹调芥蓝的时候，加的汤水要多一些，因为芥蓝的梗比较粗，不宜熟，所以炒的时间可能会长一些（但是也不能炒太久，否则会破坏芥蓝中的营养成分）。

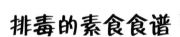

排毒的素食食谱

根据临床研究，经常食素可以将身体中的毒素排出体外。这是因为有些蔬菜水果中含有大量的果胶，能够吸附身体中的有害物质，随着粪便排出体外。但是要怎样吃才能让自己更健康呢？

一、五色的食物要平衡食用

首先就是要将 5 种颜色的食物平衡的吸收到身体中，这样营养才能够均衡。

1. **红色的食物** 如辣椒、番茄、胡萝卜等。

2. **白色的食物** 如米饭、土豆、白萝卜、莲藕等。

3. **黄色的食物** 如大豆、花生、玉米等。

4. **绿色的食物** 泛指绿色蔬菜类。

5. **黑色的食物**　如黑豆、黑木耳、黑芝麻、香菇等。

二、一日三餐要均衡

1. **早餐**　一杯豆浆、两片全麦面包、一根黄瓜。

但是要记住，豆浆不要加糖。无糖豆浆可以抑制脂肪的产生。

全麦面包就是指用没有去掉外面麸皮和麦胚的面粉做成的面包。大部分都是纤维素，并且内部含有大量的矿物质，B族维生素的含量也很多。所以说，全麦面包比普通面包更具有减肥的功效，这是因为全麦面包里含有大量的纤维素，而纤维不容易被人体吸收，因此会使人感觉很饱，从而有助于减肥。

黄瓜做配菜，不但口感好，并且还含有丙醇二酸，这种物质可以抑制糖类转化成脂肪。

2. **中餐**　腐乳空心菜、醋烹绿豆芽、凉拌豆腐，一碗米饭。

腐乳空心菜不仅口感佳，还能够清热解毒，也可以治疗便秘，并且含有很低的热量，吃了不会发胖。

豆腐也有很高的营养价值，并且含有很低的脂肪，还含有丰富的蛋白质，能够增强饱腹感，从而也有利于减肥。肥胖者适合多食用一些。豆腐里面加入一些番茄，味道也会更可口。

豆芽中含有大量的水分，所含热量非常少，并且不会转成脂肪，经常食用有助于减肥。

3. **下午加餐（选择性）**　下午不加餐是最好的，但是如果有饥饿感，那么可以吃一些苏打饼干，或者是一些无糖的食品。

4. **晚餐**　素炒西葫芦、腐竹凉拌黄瓜、红豆粥、番茄冬瓜汤。
西葫芦能够调节人体的代谢，具有减肥抗癌的功效。

番茄冬瓜汤的热量很低，冬瓜有清热利水的作用，番茄有健胃消食、凉血解毒之功效，对细菌和真菌有明显的抑制作用。将这两种物质炖成汤，有健胃的疗效。腐竹拌黄瓜清脆爽口，热量低，有减肥的功效。

红豆粥适合早晚食用，经常食用可以健脾，清肺，减肥。

另外，还要养成不吃夜宵的习惯。否则食物堆积在胃中，不易消化，

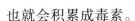

也就会积累成毒素。

排毒的营养素餐吃一天，就要逐渐恢复正常的饮食。但是要注意每顿饭不要吃得太饱，最好是七成饱。其中早餐和晚餐尤需注意。早饭最需要注意的就是要保证有一定量的牛奶。晚上要少吃油腻的食物，尽量多吃一些水果。

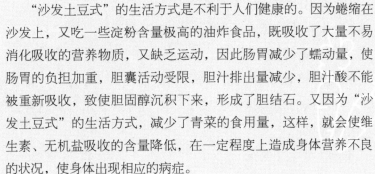

"沙发土豆式"生活方式对健康的危害

"沙发土豆式"的生活方式是不利于人们健康的。因为蜷缩在沙发上，又吃一些淀粉含量极高的油炸食品，既吸收了大量不易消化吸收的营养物质，又缺乏运动，因此肠胃减少了蠕动量，使肠胃的负担加重，胆囊活动受限，胆汁排出量减少，胆汁酸不能被重新吸收，致使胆固醇沉积下来，形成了胆结石。又因为"沙发土豆式"的生活方式，减少了青菜的食用量，这样，就会使维生素、无机盐吸收的含量降低，在一定程度上造成身体营养不良的状况，使身体出现相应的病症。

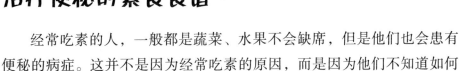

治疗便秘的素食食谱

经常吃素的人，一般都是蔬菜、水果不会缺席，但是他们也会患有便秘的病症。这并不是因为经常吃素的原因，而是因为他们不知道如何吃素才能够防止自己便秘。

一、保健及食疗

1. 每天要维持正常的排便，最好将这一习惯养成，这也是在锻炼自己的大肠。

2. 每天早上起床之后，喝一杯白开水，但是不能是冰水，要温度适中，并且不能够喝得太快，也不能够喝过量。这样可以清洗肠胃，刺激肠道活动。

3.每天都要做运动，让自己的手脚都出汗，这样可以促进肠胃蠕动。

4.洗澡时，将双脚打开与肩同宽，然后按摩腹部，促进肠胃蠕动，这样还可以有效地减少腹部脂肪。

5.食疗

（1）一勺麻油，或是一勺蜂蜜，坚持每天服用。

（2）取新鲜的菠菜和麻油。菠菜要用清水烫3分钟，然后用麻油搅拌，每天食用两次。

（3）葡萄柚香蕉木瓜泥

［原料］葡萄柚1个、香蕉1根、半个木瓜、优酪乳。

［做法］将葡萄柚的皮去掉，籽也去掉、切成丁，将香蕉去皮、切成块，将木瓜的皮去掉、切成丁。然后将这些水果放进榨汁机中，榨完汁，饮用即可。

（4）白木耳红薯汤

［原料］白木耳5朵，红薯1块。

［做法］将白木耳洗干净切碎，将红薯皮去掉，切成丁。然后将全部的食材放进水中煮，水开后小火继续煮，然后煮烂食用即可。

二、注意事项

番石榴、乌梅等食物具有解渴的作用，因此不适合便秘者食用。

偏热属性的水果也不能吃，例如荔枝、樱桃、榴莲等，不适用于热性的便秘者。

多吃纤维质的食物，例如菠菜、香蕉、木耳等。

但是需要注意的是，不要经常吃泻药。若是经常吃泻药，那么肠道就会产生依赖性，停止服用以后，就会便秘。如果前面的几种食疗方法都无效的话，就要及时地看医生。

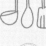

煮粥的小秘诀

美
人
厨
房

1. 浸泡：首先要将米用冷水浸泡，让米粒膨胀开。

2. 开水下锅：在煮粥的时候不要冷水下锅，而是要用开水下锅，这是因为冷水煮粥会令米粘在锅底变糊，而开水下锅就不会出现这种情况，而且它比冷水熬粥更省时间。

3. 火候：先用大火煮沸，然后转成小火煮一段时间。这一步不能够忽略，粥的香味由此而出。

4. 搅拌：以前煮粥搅拌，是为了怕粥糊底，现在没了冷水煮粥糊底的担忧，那为什么还要搅拌呢？为了"出稠"，也就是让米粒颗颗饱满、粒粒酥稠。

搅拌的技巧是：在开水下锅的时候搅拌几下，然后盖上盖子文火熬制 20 分钟，开始不停地搅动，一直搅拌 10 分钟，到呈酥稠状出锅为止。

5. 点油：煮粥时还要放一些油，粥改文火后约 10 分钟时点入少许色拉油，粥的颜色也会变得暗淡，而且入口别样鲜滑。

6. 底、料分煮：大多数人煮粥时习惯将所有的东西一起倒进锅里，百年老粥店可不这样做。粥底是粥底，料是料，分头煮的煮、焯的焯，最后再放一起熬煮片刻，且绝不超过 10 分钟。这样熬出的粥品清爽不浑浊，每样东西的味道都熬出来，又不串味。特别是辅料为肉类和海鲜时，粥底和辅料更应分开。

第7章
女人，吃得营养才能美丽

厨房里的养生粥

一、山药枸杞养生粥

山药中存在很多的营养，并且有健脾益胃，帮助胃部消化，滋肾益精，益肺止咳，降低血糖，延年益寿，抗肝性脑病（肝昏迷）的功效。

山药枸杞粥不仅可以增强生理活性，还能够促使人体迅速地恢复体力，帮助新陈代谢，有助于美容养颜，并且有降压降糖的功效，适合更年期女性食用。

［原料］山药米、枸杞子、冰糖、小葱。

［做法］

1.将大米放上水浸泡半小时，然后将山药洗干净，去皮切成小块。

2.将泡好的米放进锅中，然后加入适量的水，煮开，改成小火慢煮，再加入适量的枸杞子、山药。然后搅拌，煮30分钟即可。

二、五行益寿养生粥

［原料］去掉核的大枣、去心莲子、葡萄干、黄豆、黑米适量。

［做法］将上述材料洗干净，浸泡一夜，然后煮成粥即可。

三、五谷养生粥

［原料］荞麦、薏米、黑米、芡实、脱皮绿豆、糙米、红豆、麦仁各1大匙，大枣10粒，桂圆10粒，粳米100克。

［做法］

1. 荞麦、薏米、黑米、芡实、脱皮绿豆、糙米、红豆、麦仁洗干净以后用清水浸泡半小时。将桂圆的壳去掉。大枣、粳米也洗干净备用。

2. 将上面的材料一起放进高压锅中，加入适量的水，盖上盖子，用大火喷气以后，将火关掉。等到放完气，再开火到喷气，再关火。这样喷 3 次火即可。

3. 若喜甜食，在食用的时候可以适当地加一些糖，最好是红糖，能够补血益气。

四、桂圆粟米粥

［原料］桂圆，粟米。

［做法］将桂圆洗干净以后与粟米一起煮。先用大火将其煮开，然后用小火煮成粥即可。

［功效］桂圆性温、味甘，能补益心脾、养血、凝神。

五、核桃粥

［原料］核桃肉，粳米。

［做法］将核桃肉洗干净后捣碎，然后与粳米一起煮成粥。

［功效］这样能够润肺止咳、补肾固精、滋润肠道。但有痰火、积热或者是出现腹泻的人不要食用。

六、芡实粥

［原料］芡实，粳米。

［做法］将这两种食材放进锅中，加入适量的水煮开，然后改成小火慢炖。

［功效］芡实性味甘平，能够固肾止泻，因此是老年女性的良品。

七、山药栗子粥

［原料］山药，栗子，大枣，粳米。

［做法］将栗子的壳去掉，与山药、大枣、粳米一起熬成粥即可。

［功效］山药性味甘平，能够健脾胃、固肾等，肾虚者可经常食用。但是一次不能够多食，食用过多会导致腹泻。

八、生姜大枣粥

［原料］少许鲜生姜或干姜，粳米或者是糯米少量，大枣。

［做法］将生姜洗干净切碎，与米、枣一同煮成粥。

［功效］能够温胃化痰，但是阴虚者及孕妇要慎用。

九、胡萝卜粥

［原料］新鲜胡萝卜1根，粳米。

［做法］

1.将胡萝卜洗干净切成小块，与粳米同煮。

2.先用大火煮沸，然后小火慢炖。

［功效］能够健胃补脾，有助于消化。

十、鸡肉皮蛋粥

［原料］鸡肉，皮蛋，粳米，姜、葱和适量的调味品。

［做法］

1.先将鸡肉切成小块，再加入水做成浓汁，然后放入粳米一起煮。

2.等到粥煮好之后，加入皮蛋，再加入适量的调味品即可。

［功效］此粥可以补益气血、生津开胃，所以适合气血亏损的人食用。

十一、豆腐粒香菇干鱿鱼粥

［原料］香豆腐粒、干鱿鱼、香菇、香芹、大米、冬菜、姜、胡椒粉、精盐、鸡精、食用油。

［做法］

1.干香菇提前1小时泡发（新鲜的香菇洗净就好了），干鱿鱼用冷水提前泡发。在泡发好的鱿鱼上面取出软骨，接着把鱿鱼洗净。

2.把鱿鱼切成3大片，再切成条状，鱿鱼须切段。

3.把洗净的大米放砂锅里，加适量水熬粥，注意先用旺火让粥迅速沸腾，再用文火慢慢熬煮，使其质地糜烂稀软、口味甘淡适口。

4.在熬粥过程中，把香芹洗净，切粒；香菇切成丁；姜切成末放入粥里一起煮。

5.热锅热油，把鱿鱼放进去爆香至鱿鱼成卷，放点精盐炒香，这样的鱿鱼吃起来比较脆香。

6.如果锅里油不够，可酌情适量添加点食用油。热锅热油，把香菇放进去爆香，加点精盐炒香。

7.等粥煮到 6 分熟时，改大火，把爆香过的香菇先放进去煮，煮开后改小火，大概煮 15 分钟左右，使香菇的味道充分溶解于粥里。

8.粥熬好时改大火，加点精盐，把爆香过的鱿鱼放进去煮不到 1 分钟即可；不可煮太久，以免鱿鱼煮老了变硬，影响口感；放入香豆腐粒，搅匀；香豆腐粒不可煮太久，以免太软化影响口感，然后放入香芹粒调味，调入鸡精、胡椒粉搅匀；最后放入冬菜搅匀调味即可关火。冬菜不可煮太久，以免变酸影响口感。

十二、薏米排骨粥

［原料］薏米、大米、排骨、冬瓜、枸杞子、姜、盐。

［做法］

1.排骨斩小块，薏米用水泡 2 小时，冬瓜切块备用。

2.排骨用开水汆一下捞出。

3.将泡好的薏米、大米和汆过水的排骨放入电压力锅中至沸腾。

4.放入姜丝、枸杞子、冬瓜，盖上盖子 30 分钟后开盖调入盐即可。

十三、海参淮山瘦肉粥

［原料］海参、薯蓣（山药）、姜、米、生抽酱油、猪肉、胡椒粉、盐、油、大枣、香菜。

［做法］

1.海参用清水浸软清洗干净。

2. 在热水中氽一氽水捞起，再用冷水冲干净。

3. 海参切片备用，鲜薯蓣（山药）切片备用。

4. 瓦煲中放入姜片、海参、薯蓣（山药）一起煮沸。

5. 取半杯米淘洗干净，米中加入少许生抽拌匀。

6. 水沸下米。

7. 猪肉剁碎，用少许盐、胡椒粉、油、生抽腌一会儿。

8. 待米煮至开花后下肉末，用勺子将其打散。

9. 大枣、姜切丝备用。

10. 待粥煮至绵稠时放入大枣丝、姜丝搅拌均匀。

11. 将熄火时加入香菜，加盐调味即可。

十四、砂锅鲜虾粥

[原料] 虾、香菇、大米、青菜、香菜、冬菜、油、精盐、鸡精、姜末、白胡椒粉。

[做法]

1. 把洗净的大米放砂锅里，加适量水大火烧开后，改小火慢慢煮。

2. 把青菜洗净，切片。

3. 把虾须去掉。

4. 香菇切片，香菜切成末，姜切成末。

5. 粥熬 6 分熟时放入香菇片和姜末。

6. 待粥快熟时加点油和盐，放入青菜搅匀；烧开后放入鲜虾；虾变色后，加入鸡精、香菜调味，然后放入冬菜和白胡椒粉调味就可关火了。

使用砂锅的注意事项

新买的砂锅要用铁丝捆绑一下，要用盐水浸泡两天，第一锅要先煲粥，以后偶尔也煲粥，让米汤深入到砂锅的缝隙中，这样可以起到粘连的作用。这样加工过的砂锅，可以多使用几年，因为经常煲粥的话，米汤、蜜糖就会不断的深入缝隙，砂锅就会越来越结实。使用前擦干锅底和避免骤冷骤热也是延长砂锅寿命的好办法。

蒸菜营养更全面

说到中餐，人们最先想到的就是炒菜。其实，在各种各样的烹饪技巧中，"蒸"最受推崇，这是中国最早的烹饪方法，中国古代也有"无菜不蒸"之说。

根据我国烹饪学的营养理论，"蒸"是最能够将食物的滋味保持住、营养不流失的方法。

"蒸"，是将原料装于器皿中，用蒸汽来加热，使调好味的原料成熟或酥烂入味的烹调方法。有营养学家表示，蒸菜的特点就是保持了菜肴的原形、原汁、原味，这是一种更加健康的烹食方法，蒸出来的菜肴只含有少量的油脂，并且能够将菜肴中的大部分营养保留起来，更能够体现健康。

在炒菜的时候，油的沸点在300℃以上，菜中的营养成分就会被破坏。但是，蒸菜中水的沸点只有100℃，营养也就能够很好地保留下来。

研究发现，蒸菜中含有的多酚类营养物质，如黄酮类的槲皮素的含量，远远大于其他的营养含量。而且原料十分的新鲜，调味适中，原汁原味，形态完整，口味鲜嫩。最重要的是，蒸出来的食物更容易消化。

那么如何做蒸菜才健康呢？

火大、水多、时间短，这就是蒸法七字诀。

一、原料要新鲜

因为蒸制时材料中的蛋白质不会与水相融，调味品也不容易渗透到材料中，故食物质地要嫩、多汁，太干太硬的东西不适合蒸食。

二、调好味

调味可以分为两种：基础味和补充味。基础味就是原材料的味道，浸渍加味的时间很长，并且不能够用辛辣等偏重的味道，否则原生态的味道就会丢失。补味是蒸熟以后再加入芡汁，芡汁要咸淡适宜，不可以味道太浓烈。

三、不同食材不同火候

用旺火蒸，加上沸水，这主要适用于原材料，如鱼类、蔬菜类等，时间最好是 15 分钟。对质地粗老，并且要蒸得很烂的食物，就要用这种旺火沸水来蒸，如香酥鸭、粉蒸肉等。原料鲜嫩的一些菜，用小火和中火慢慢蒸就可以了。

四、注意分层摆放

要将汤水少的菜放在上面，汤水多的菜放在下面；颜色淡的放上面，深色菜放在下面；不容易熟的放上面，容易熟的菜放在下面。

蒸菜的注意事项

1. 蒸菜要注意火候　在蒸鱼和肉的时候要用大火，若是用小火，蒸的时间久了，就会失去鱼和肉原本的光泽，也容易变得碎散。蒸蛋的时候要用小火，若火候过了头，蛋羹的表面就会出现小气泡，质地干而硬，味道也不鲜美。因此，女性们要掌握合理的蒸菜方法。

清蒸法：将材料放好，一齐上蒸锅。

粉蒸法：应该把主料和淀粉等材料均匀地包装好，在碗内放入少量的水，上锅蒸，火候均匀为好。

2. 不宜蒸的食物

（1）新鲜蔬菜不宜蒸：蒸菜会因蒸汽加热而破坏其中的维生素，所以新鲜的蔬菜最好凉拌、炒食。

（2）不新鲜的鱼和肉不宜蒸：不新鲜的鱼蒸后特别腥，不新鲜的肉蒸后有很浓的异味，因此两者都不宜蒸。

煲汤锁住食物中的养分

养生最好的方式就是煲汤，这种方法不同于其他的煎炒等，不但可以预防肥胖症，还能够减少心血管疾病。

一、好处多多的煲汤

中国菜式中最常见的就是"煲汤"，在食材中加上一些汤水，然后用小火慢慢地炖着，秉持烹调时不加水、不开盖，这样简单的做法就是中国的汤，但是喝煲汤的好处有哪些呢？

经常喝汤可以美容、健身、润肤，还可以增强免疫力，因此当人体虚弱或者是生病的时候，汤是最好的食物选择。

若是想让汤中的营养成分非常好，那么就要放丰富的材料，让材料中的营养成分全部融入到汤中，在煮汤的过程中是全水解营养成分，电解质浓度与我们的体液是非常相似的，很容易被肠胃吸收，所以煲汤也可以促进人的血液循环。

烹调的方法也非常的简单，这也是煲汤的好处。只要是选好了食材，加上适量的水，美味的汤品就出来了。并且在挑选食物的时候，不仅要把握好食材的季节，还可以加上一些中草药品，这样在美味的同时还会有滋补的效果。

每一个女人都想拥有苗条的好身材，可以多喝汤，另外还要调整一下饮食的顺序，先喝汤、吃蔬菜，米饭等主食要最后吃，其好处是可增加饱足感，还可以减少食量。这样身体中摄取的热量就会减少，便可以有效地减肥了。

"饭前先喝汤，胜过良药方。"所以在吃饭前先喝几口汤，这样就能够使食物很好的润滑到胃中，顺利下咽，还能防止干硬的食物滑破胃黏膜。也可以在吃饭的时候喝汤，这样有助于食物的稀释，还可以润滑口腔，促进肠胃的吸收能力，进而减少食管炎、胃炎等疾病的发生。

二、煲汤药材需冲洗

中药材的制作，多会经过干燥、曝晒与保存，可能会蒙上一些灰尘与杂质。使用前，最好用冷水稍微冲洗一下，但千万不可冲洗过久，以免流失药材中的水溶性成分。此外，中药材一次不要买太多，免得用不完，放久后发霉走味。

三、要怎样加水

原则上，煲汤时加水应以盖过所有食材为原则，使用牛、羊肉等食材时，水面一定要超过食材。切记不要中途加水，以免稀释掉食材原有的鲜味。如果必须要加水，也应加热水。

四、细火慢炖，但是不要炖太久

煲汤虽然需要长时间以慢火熬煮，但并不是时间越长越好，大多数汤品以 1～2 小时为宜，肉类则以 2～3 小时为最能熬煮出新鲜风味。若使用叶菜类为主，就不宜煮太久。

五、火候大小是关键

通常先以大火，以一定的高温炖煮，尤其是有骨髓的肉类食材，应先用大火将血水、浮沫逼出，以免汤汁浑浊。待沸腾后，需要调至接近炉心的小火，慢慢熬煮，记住不要火力忽大忽小，这样易使食材粘锅，破坏汤品的美味。

六、调味增美味

如果喜欢清爽喝原味，可不加调味，若想调味的话，建议起锅前加些盐提味。过早放盐会使肉中所含的水分释出，并加快蛋白质的凝固，影响汤的鲜味。若是口味较重，也可加上鸡精或是香菇精。如果煮鱼，则可以酌量加姜片或米酒去腥。

七、三种美味养颜的汤

1. 青木瓜、黄豆、煲猪蹄

［原料］青木瓜，猪蹄，黄豆，陈皮，盐少许。

［做法］

（1）将青木瓜的皮和籽都去掉，然后切成块状，猪蹄洗净，放在沸水中煮，直到变成白色，备用。

（2）将黄豆洗净，用冷水浸泡 5 小时。

（3）然后将猪蹄放进砂锅中，加入适量水，用大火煮沸，转小火续煮慢炖 1 小时。

（4）将陈皮、青木瓜块与黄豆放进砂锅中，用小火煮 1 小时，加入调味剂即可。

［功效］丰胸，养颜，润肤。

2. 什锦蔬菜瘦身汤

［原料］鸡胸骨，青葱 2 根，芹菜，洋葱，青椒，番茄，大白菜，盐、鸡精适量。

［做法］

（1）将鸡胸骨放在沸水中，将血水烫去，然后捞起来用冷水洗干净，备用。

（2）将青葱、芹菜切成小段，洋葱、青椒、番茄、大白菜切小块，备用。

（3）鸡胸骨放进汤锅中，再加入适量水，以大火煮滚后，转成小火煮半小时。

（4）将其他的材料放进锅中，以小火再煮约 1 小时，然后加入适量的调味剂，起锅即可。

［功效］排毒，养颜，瘦身。

3. 美颜益肤汤

［原料］瘦肉，猪心，桂圆，大枣，莲子，姜片，陈皮，盐少许，米酒少量。

［做法］

（1）瘦肉、猪心放入沸水中，煮掉血水，然后捞起来放在水中洗干净，切片，备用。

（2）取一汤锅，放入适量的水，以大火煮沸后，然后放进肉片、切好的猪心，小火煮半小时。

（3）将其余材料洗净放进汤锅中，再用小火煮半小时。待煮沸后，加入调味剂即可。

［功效］养颜，补血，润肤。

煲汤技巧

1. 肉类食材应先以冷水浸泡后氽烫。

2. 买回来的肉，切适当大小放入盆中，置于水槽中以流动的水冲洗，除了可以去除血水外，还有去腥、去杂质的作用，冲净之后应浸泡约 1 小时。之后入沸水中氽烫，更可去除残留的血水和异味，也能消除部分脂肪，避免汤过于油腻。

荤素搭配吃出你的气色来

很多人认为，若想要长寿，那么就要做一个"素食主义者"，其实并不是这样的。营养学家认为：人体中每天都需要补充大量的蛋白质和氨基酸。但是素食中只有豆类中的营养丰富些，其他的食物中蛋白质含量都比较少，所以营养价值也是很低的，不能够满足人们日常生活中的营养需求。

所以说，绝对的"素食主义"是不科学的，只有在日常生活中将荤素搭配好，才能够保证身体中吸收足够的营养，才能够踏上长寿之路。

一、素食的营养功效

营养学家们一直都主张要吃清淡的素食，少吃肥腻的荤食。并且老年人的消化功能减弱，因此吃素食可以很好地减轻身体器官的压力。

1. 素食中含有较多的纤维素，它虽不是营养物质，但却是人体中不可缺少的必需物质。这是因为纤维素可以促进胃肠蠕动，并且能够增强消化和排泄的功能，帮助身体将废弃物排出体外，减少身体中有毒物质的含量，降低发病率。还有一些纤维素会在肠道中合成 B 族维生素，如肌醇、泛酸等，也非常容易被人体吸收。

2. 素食可以使头发乌黑亮泽。无论是夏天还是在其他季节，多吃素食对身体都大有裨益。

3. 素食能够起到美容养颜的作用。比如多吃蔬菜就会增加人体中植物脂肪的含量，保持皮肤光润。这是因为蔬菜中的碱性物质能够调节身体中的代谢，增强皮肤中的营养。

二、荤食的营养功效

肉、禽、鱼、蛋、奶等食品，都是荤食。营养学上说，它们是脂肪、无机盐、维生素及氨基酸等物质含量丰富的食物，并且其中还含有优质蛋白，是维持身体健康不可缺少的物质。

1. 肉类中的蛋白质主要是存在于肌肉中的，骨骼肌中除水分外，也含有大量的蛋白质。肉、禽、鱼、蛋、奶中蛋白质的氨基酸组成结构基本上是相同的，比例也十分相近，在食用后能够促进身体、大脑的发育，使身体变得强壮。

2. 荤食中所含的脂类是不一样的，但是种类却很丰富，且饱和脂肪酸、不饱和脂肪酸及胆固醇的含量也非常高。

3. 肉类中含有大量的铁和磷，并且铜的含量也非常丰富，所以多吃一点荤食，对贫血的人是很有帮助的。

三、荤食与素食搭配原则

1. **荤素平衡**　想要保持身体的健康，就要注重饮食荤素的搭配，因为只有保证身体吸收优质蛋白质、必需的氨基酸、各种维生素、无机盐及膳食纤维，才能够延年益寿。

2. 以素为主 虽然完全吃素是不科学的，不能够满足人体中正常营养的需求。但是我们提倡以素食为主，荤食为辅，荤素合理搭配才会更健康。既应保证人体对荤食的适量吸收，又应注意防止身体中存在过多的脂肪，从而避免引发疾病。

四、荤素搭配 DIY

玉米汁鲫鱼汤

[原料] 鲫鱼 1 条，玉米须，玉米芯，料酒、姜片、葱花、味精各适量。

[做法]

1. 将玉米须、玉米心放进锅中加水煮半小时，煮出汤汁。

2. 鲫鱼去磷去杂，放料酒腌制片刻。

3. 将事先煮好的玉米汁放进锅中，烧开，将鲫鱼放进去，加料酒、姜片，煮 30 分钟，再撒上葱花、味精即可。

五、养生的注意事项

老年人若是膳食不合理，就很有可能患有抑郁症。英国的营养学家发现，当血清胆固醇低于正常时，人们出现抑郁症的概率也会大大增高，并且随着年龄的增大，症状会更加地明显。血清胆固醇的主要来源就是饮食，而植物只含植物固醇，所以胆固醇主要存在于动物性的食物中。因此老年人只要没有高血压、冠心病等需要限制摄入胆固醇的疾病，均可适当摄取，以减少抑郁症的发生。

如何选择蔬菜

第一，挑选蔬菜时，我们要选择新鲜的，不能选择老叶很多的蔬菜来食用。老叶很多的蔬菜中，一些营养物质已经很少了，蔬菜中存留的营养物质较少，为我们的身体提供的营养物质也就较少。

第二，避免选择一些颜色过于鲜艳的食物。一般来讲，颜色很鲜艳的食物，在配料上就会有一定的问题。不能说所有的蔬菜都是这样的，但是，绝大部分的蔬菜都是这样的。当我们选择蔬菜的时候，要明白，我们需要的蔬菜是有利于我们身体健康的，并不是要颜色好看。颜色过于鲜艳的蔬菜，虽然色彩诱人，但并不一定利于人体健康。

第三，选择蔬菜的时候，还要看一下这种蔬菜适宜和哪一种蔬菜或是其他食物一起食用，也要看一看什么食物不适宜和哪种蔬菜一起食用。如果不小心一起食用了，会有什么不良的后果，产生了某种后果之后，有什么解救的方法，最糟糕的状况是什么。

第四，在选择蔬菜的时候，还要注意季节。在不适宜的季节中，最好不要买一些不适宜的蔬菜。毕竟，蔬菜都有自己的性质，在不适宜的气候下食用，很有可能会造成身体上的不适应，这样，就会给身体健康带来一定的影响。

第 8 章
五脏健康，容颜才美

从厨房中找出养心食谱

现在的职场和生活中，女性们往往承受着越来越多的压力，精神也时常处于紧张的状态，怎么养心，放松身心，就成为了养生的关键，下面提供一些女性养心的食谱。

一、干果银耳高粱米粥

[原料] 应季高粱米，银耳，红葡萄干，核桃，冰糖适量，清水。

[做法]

1. 将银耳泡发，将根摘掉弄成小朵，将葡萄干和核桃洗干净，然后用温水泡上。

2. 将高粱米洗净后，用清水泡 2 小时左右，然后放入电饭锅，用水蒸熟，待用。

3. 将这些食材放进砂锅中，加足量的水，大火煮沸后转至小火，煮30 分钟，将冰糖放进去，溶解弥合之后，食用即可。

[功效] 高粱米粥，有一种秋天的色彩，健脾益胃，生津止渴，核桃、银耳、葡萄干更是美味，具有美肤的功效。应季的食材是保养身心最好的食品，另外，高粱米和大枣经过炒黄处理，再研磨成细细的粉末，可以治疗消化不良等。

二、清蒸鱼

[原料] 活草鱼 1 条，葱、姜、蒜、花椒、大料、料酒、糖、香菜、

生抽。

［做法］

1. 将草鱼清洗干净。锅内放入清水加热，水要将鱼没过，然后倒入葱、姜、蒜、花椒、大料、料酒，将水煮开，然后再煮 15 分钟，注重使用中火。然后把煮好的鱼放进鱼盘中。

2. 将葱和姜切成丝撒到鱼身上，在一个小碗内调料，放进生抽、盐、糖、醋少许，然后搅拌好，均匀地洒在鱼身上。

3. 将锅内倒入油，烧热，然后均匀地洒在鱼身上。

4. 最后将香菜撒在鱼身上即可。这种做法简单，味道也十分鲜美。

［功效］滋养心神、补血益气。

三、莲藕炖排骨

［原料］猪肋排、莲藕 1 节、香菇、笋、豆腐片、胡萝卜、精盐、料酒、酱油少许、葱、姜、蒜、花椒、大料等。

［做法］

1. 将排骨切段，然后用冷水冲洗干净。取出一只锅开始烧水，等水开后将排骨放进去，肉变白后捞出备用。

2. 用电高压锅，其中放进去一半的水，接通电源，将水加热后放进浓汤宝，然后将排骨、料酒、盐、酱油、葱、姜、蒜、花椒、大料放进去，然后将香菇洗干净切成片、笋芽、藕切大块，一起放进去压 30 分钟即可。

3. 等压力锅泄压后，将盖子打开继续放入胡萝卜块、豆腐片，然后继续加热，到胡萝卜熟了以后即可。

［功效］莲藕清凉补血，猪排骨中含有很高的钙质和胶原蛋白，香菇中有丰富的维生素，其他的食物中也存在丰富的营养物质，长时间炖煮可以将饱和的脂肪酸变成不饱和的脂肪酸，因此是女性滋补身心的健康食品。

食用此菜时只需预备好米饭和一盘凉菜即可，做法简单，营养丰富。

养心需要注意的事项

在遇到心慌心悸、失眠多梦等神志不安的病症时，西医多以镇静药和安眠药等来治疗，但这些药物的不良反应往往比较大，并且可能产生依赖作用。而中医应对此类疾病时，往往采用效果明显且不良反应较小的药物，现在常用的治疗心悸、心慌、失眠少寐的中成药——乌灵菌粉，其对于肾、大脑、心脏的疗养有着十分明显的作用，适用人群广泛。

学会烹饪清肺、养肺食谱

立秋后人体就会进入一个新的调整期，因此饮食也要非常的注意。除此以外，养生也要强调心态的平静，而平时在食物的选择上，可以多吃一些营养丰富，容易消化的食品。

一、清肺梨

可以生津止渴，清热止咳等。第一种做法是将梨的内部挖空，然后将川贝、冰糖、蜂蜜等放进去煮食；第二种是带皮切块，放到碗里，在碗里放上冰糖，然后放到蒸锅上蒸，蒸好之后还可以放进蜂蜜，趁热吃效果最好；第三种是连皮切成块，与木瓜、蜜枣、猪骨一起煮汤，这种汤能够止渴开胃；第四种是将银耳泡发后，和梨放进凉水中煮成汤，还可以放入一些其他的调味品。

二、清肺汤

1.雪耳、莲子、百合、排骨汤

[原料] 雪耳，莲子，百合，排骨。

[做法] 将以上材料全部洗干净，放进锅里煲汤，煲 3 小时即可。

2.桑百皮、百合、排骨汤

［原料］桑百皮，百合，排骨。

［做法］将上述材料洗干净，然后一起放进锅内煲汤，煲 1.5 小时即可。

三、润肺银耳羹

［原料］银耳，冰糖。

［做法］

1. 将银耳用温水浸泡 30 分钟，等到泡发后摘去蒂头，将杂质去掉。

2. 将银耳撕成小块，放入洁净的锅内，加水适量，用大火煮沸，再用小火慢炖 1 小时，然后加入冰糖，直到银耳烂熟。

四、润肺豆浆粥

［原料］豆浆，糯米，白糖适量。

［做法］将糯米洗干净放进锅中，加水适量，先用大火煮沸，再用小火慢炖，煮至米粒开花后，将豆浆倒进去，继续熬 10 分钟，再加入适量的白糖即可。

豆浆不是人人都能喝

1. 肾衰竭的病人并不适合喝豆浆。因为肾衰竭的病人需要一些低蛋白的食物，但是豆类中的蛋白质非常高，其代谢产物会增加肾的负担，应禁食。

2. 肾结石患者不适合喝豆浆。因为豆类中的草酸盐能够与肾中的钙相结合，易形成结石，这样就会加重结石的状态，所以肾结石患者也不宜食用。

3. 痛风病人不能够喝豆浆。因为痛风发生的原因是嘌呤代谢障碍。黄豆中富含嘌呤，并且这是一种亲水性的物质，因此，当黄豆磨成豆浆之后，嘌呤含量会高出很多。所以痛风病人不宜喝豆浆。

4. 急性胃炎和慢性浅表性胃炎患者不能够喝豆浆。因为豆浆中含有一定的低聚糖，可以引起嗳气、肠鸣、腹胀等症状，并且会刺激胃酸分泌过多，或者引起胃肠气，所以有胃溃疡、胃炎的患者应少喝豆浆。

5.有乳腺癌危险因素的女性不适合喝豆浆。因为豆类含有大量异黄酮，能够刺激癌细胞的增长。所以，有乳腺癌危险的女性不要喝豆浆，并且不要摄取大量异黄酮素。

6.缺铁性贫血的人不能够喝豆浆。因为黄豆中的蛋白质能够阻碍人体吸收铁元素，黄豆蛋白质更大大抑制了铁的吸收，从而会出现不同程度的疲倦、嗜睡等缺铁性贫血症状。

要适当地吃补肾、养肾的菜肴

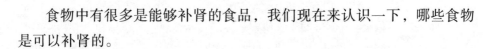

食物中有很多是能够补肾的食品，我们现在来认识一下，哪些食物是可以补肾的。

一、荷叶

性平，味苦涩。明代就有医师认为荷叶"涩精液"。《本草图解》一书中曾这样说："荷叶止血固精。"《现代实用中药》中也有记载：荷叶"用于男子遗精或夜尿证"。中国医药学也有一个治疗梦遗滑精的方子："荷叶30克研末，每次服3克，每日2次，早、晚各一次，用热米汤送服，轻者一二料，重者三料愈。"

二、猪肾

猪肾即俗称的猪腰子。性平，味咸，具有补肾的作用，对肾虚遗精者，可以多吃。《经验方》中提到：猪腰子煮熟后空腹食用，有"治肾虚怠、遗精盗汗"之效。

三、猪肚

凡体弱遗精者，也可以经常吃一些猪肚，如《随息居饮食谱》说："猪肚甘温，补胃，益气，充饥，止遗精。虚弱遗精，猪肚一枚，入带心连衣红莲子，煮糜，杵丸桐子大，每淡盐汤下三十丸。"其实不必做成丸，单用猪肚、莲子煮熟以后服用为佳。

四、猪髓

猪脊髓和猪骨髓，可以治疗遗精、带浊，清朝的王孟英曾经说过："猪骨髓甘平，补髓，养阴，治骨蒸劳热、带浊、遗精。"

五、羊肾

羊肾最好是山羊和绵羊的睾丸，也可以叫做羊外肾。有补肾、益精、助阳作用，适合肾虚者食用。清代名医王孟英说过：羊外肾"功同内肾而更优，治下部虚寒，遗精……宜煨烂或熬粥食"。

六、肉苁蓉

肉苁蓉性温，味甘酸咸，这种物品不仅仅适合肾虚的人服用，还可以治疗肾气不固，遗精等症状，食之亦颇为宜。《神农本草经》中这样记载"肉苁蓉益精气"。

七、鹿角胶

鹿角胶性温，味甘咸，有补血益精之效，肾气不足者，可以用开水或是黄酒溶化服食。《玉楸药解》中这样记载：鹿角胶"温补肝肾，滋益精血……"明代的李时珍还说它"治尿精"。

八、蚕蛹

蚕蛹中所含的蛋白质、脂肪、维生素非常丰富，是民间传统美味佳肴，肾虚者服用，可以固肾壮阳。《别录》中曾说过：蚕蛾"主益精气，强阴道，止精"。

九、海参

海参性温，味咸，有补肾益精之效。《药性考》中曾经提到可"降火滋肾"，《食物宜忌》也说过海参能够"补肾经，益精髓"。古代有一种"海参丸"，其中就是以海参为主的，同核桃肉、猪骨髓、龟板等一起研制而成。对心肾不交，阴虚火旺的人，有很好的疗效。

肾虚者忌食

美人厨房

1. **鸭肉** 性凉之物，易害人之阳气。《饮食须知》曾说："鸭肉味甘性寒，滑中发冷气。"《随息居饮食谱》亦云："凡阳虚脾弱者忌之。"因此，阳气脆弱体质之人，尤其是脾肾阳虚者，法当忌食。

2. **兔肉** 性凉，能凉血，易损阳气。正如清代食医王孟英在《随息居饮食谱》中所说："兔肉甘冷，凉血，多食损元阳。阳虚者尤忌。"所以，阳气虚的人当忌食之。

3. **獭肉** 俗称水狗肉。性大凉，能害人之阳气，故阳虚之人不宜多食。《本草图经》中早有劝试："獭肉，消阳气，宜少食。"

4. **甜瓜** 其性大凉，易害人之阳气。如《本草衍义》中早有劝试："甜瓜，多食未有不下痢者，为其消损阳气故也。"因此，凡平素阳气虚弱，尤其是脾肾阳虚之人，切勿多食。

排肝毒、养肝从厨房中找方法

冬天的肝病是最严重的，因此患有肝病的患者在冬天需要特别注意，下面就介绍一下冬天肝病患者的饮食方法。

1. 饮食要合理，首先就是要补充足够的蛋白质，其中主要是高蛋白质、高维生素、低脂、低热为主，此外还要多吃一些豆制品，蔬菜水果和粗粮也要多吃。

2. 注意补水，冬天的天气很干燥，所以一定要多喝热水，这对肝是非常有好处的。肝在代谢的时候，需要大量的水分。若是肝中存在一定的毒素，但是不能及时地排出体外，那么对肝是有很大危害的。

3. 消除体内毒素，要多吃一些容易消化的食品，并且还要多喝水进行排毒。

4. 冬季严寒，肝病患者除了要注意自己的饮食健康，还要保证有充足的睡眠。

以上就是肝病患者冬日饮食起居的注意事项。肝是我们身体中很重要的一个器官，所以健康的人不应忽视肝的保健养生问题，尤其是女性。若是女性的肝不好，会引起与眼睛有关的一些疾病，还可能会导致月经不调，因此女性朋友在冬天一定要注意休息，保护好自己的肝。

女人冬天要怎样养肝呢？

1. 注意身体保暖　女性的身体比较寒，最好少吃寒性食物，特别是那些手脚冰凉、容易感冒或者是处于经期的女性。由于女子的生殖系统怕寒冷，一旦受凉容易引起痛经等疾病，因此在冬季女性要注意保护好自己的颈部、腹部、腿部，适时加衣，千万不能因为美丽而使自己患上这些疾病。

2. 每天泡脚御寒　寒从足底生，泡脚就成为了最好的御寒方式。每天晚上睡觉之前，用40℃左右的热水泡脚半小时，不仅能够缓解腰酸背痛，还能促进睡眠。泡脚的水不能够太浅，至少要没过脚面，最好是连小腿一起泡，效果会更好。怕冷的女性在睡觉前可以穿上保暖的棉袜子，帮助双脚御寒。

3. 适当补充肉类　狗肉、羊肉、牛肉中都含有丰富的蛋白质、糖类（碳水化合物）及脂肪，有补肝的作用，御寒的效果也是非常好的。吃这些食物可以有效保护自己的肝，内分泌功能也会增强，从而达到御寒作用。

4. 注重养肝　女子以血为本。对于女性来说，肝是身体中非常重要的一个器官。中医认为，肝就是身体中的"将军"，主疏泄，性喜条达而恶抑郁。肝藏血，可以明目，并且管理一身的经脉运行，而怒则伤肝，也会伤及眼睛和经脉。

肝最主要的特点就是"主升、主动、主散"。想要养肝就要从肝的特点入手。养肝首先要做的就是滋阴，其次是养血。肝负责储藏血液，若是肝养不好，那么身体中的血液就会出现问题，所以养肝必须养血。其中葱、蒜、马蹄、黄瓜、荞麦、芹菜、菊花菜、莴笋、荠菜、菠菜、茄子、蘑菇等都是女性养肝的最好食物。

下面六种食物，有助于排出肝的毒素。

无花果：其中含有有机酸和多种酶类，可以清热、润肠、助消化，因此是排毒的良品。

胡萝卜：是一种能够排汞的食物。其中含有大量的果胶能够与汞结合，有效降低血液中汞离子的浓度，使其加速排出体外。每天吃一些胡萝卜，还可以促进肠胃的蠕动，改善消化系统，抵抗身体中的疾病，清除身体中的自由基。

大蒜：大蒜中含有的一些物质能够将身体中的铅排出体外。

薯蓣（山药）：薯蓣的功效很多，但是最主要的还是补肾，经常吃薯蓣就可以起到补肾排毒的作用。拔丝薯蓣就是一种很好的方法，用焦糖"炮制"过的薯蓣，排毒能力会更好。

葡萄：可以帮助肝清除身体中的垃圾，还可以增加身体的造血机制。

黄瓜：黄瓜中含有大量的黄瓜酸，能够有效促进人体的新陈代谢，排出毒素。黄瓜还能够清洁尿道，将肾中的毒素有效的排出体外。含有的葫芦素、黄瓜酸等还能帮助肺、胃、肝排毒。

大蒜能够抗击癌症

有一个地区的胃癌发生率非常小，这是因为在个地方的人每天都会吃大量的大蒜，因此就有效地减少了胃癌的发生。

大蒜里，含有有机化合物，这种物质具有抑制一些代谢酶的作用，从而减少了胃黏膜炎症的发生，也就有效地减少了癌症的发生。

让美味的食物调养好你的胃

女性在35岁之后，会明显变老、皮肤也不如青少年时期滋润，这是因为此时期女性足阳明胃经气血衰退，也就是胃经功能开始衰退，自然就会导致容颜变老。

唯有在年轻时保养阳明经——常敲胃经，才能防止早衰。下面介绍一些养胃的食谱。

一、木瓜鲩鱼尾汤

［原料］番木瓜，鲩鱼尾，生姜。

［做法］木瓜的皮削掉，切成块，鲩鱼尾入油镬煎片刻，然后放进木瓜和生姜，放适量水，煮 1 小时左右。

［功效］滋补、消食。对腹胀、积食不消化有很好的疗效。番木瓜的木瓜蛋白酶，可帮助肠道消化和吸收，对消化不良、痢疾、胃痛、胃溃疡、十二指肠溃疡等疾病都有很好的疗效。番木瓜的脂肪酶，可以分解身体中的脂肪酸，还能够帮助身体吸收食物中的脂肪。木瓜蛋白酶还能够促进胰腺的分泌，因此能够治疗胰腺引起的消化不良等疾病。

鲩鱼，味甘，性温。功能暖胃和中、消食化滞。

二、参芪猴头炖鸡

［原料］猴头菌 100 克，母鸡 1 只（约 750 克），黄芪、党参、大枣各 10 克，姜片、葱结、绍酒、清汤各适量。

［做法］将猴头菌洗干净，去蒂，发涨后将水分晾干，以除苦味，然后切成两厘米厚的片，准备待用。把母鸡的头和脚去掉，剁方块，放进砂锅中，加入姜片、葱结、绍酒、清汤，然后将猴头菌、黄芪、党参、大枣放在上面，用文火慢慢炖，直到肉烂，调味即成。

［功效］补气健脾养胃。猴头菌也可以叫做猴头菇，能够促进消化，对五脏十分有利。适用于消化不良、胃溃疡、十二指肠溃疡、慢性胃炎等一系列的疾病。母鸡能够益气养血，还有健脾胃，疗虚损，善补五脏的功能。黄芪有补气固表，敛疮生肌，抗溃疡、抗炎，促进造血的作用。党参补中益气，益血生津。大枣能健胃补血，滋养强壮。

三、砂仁黄芪猪肚

[原料] 砂仁，黄芪，猪肚。

[做法] 猪肚清洗干净，将砂仁、黄芪放在猪肚内，加水炖熟，调味食用。

[功效] 能够益气健脾，消食开胃，所以适合脾胃虚弱的人食用，对于胃下垂和胃炎的患者很有疗效。砂仁有行气和胃、醒脾的作用，可以用于食物不消化。并且经常食用砂仁能够促进肠胃蠕动。猪肚能健脾胃、补虚损。

四、黄芪内金粥

[原料] 生黄芪，生薏苡仁，赤小豆，鸡内金粉，金橘饼，糯米。

[做法] 将生黄芪放在水中煮 20 分钟，将汁取出，加入薏苡仁、赤小豆、糯米继续煮，煮成粥的时候，加入鸡内金粉即可。

[功效] 消食和胃。黄芪有补气固表、敛疮生肌的功效。薏苡仁健脾渗湿，除痹止泻。赤小豆可以利湿退黄，清热解毒。鸡内金有消食健脾的功能，能使胃液分泌量及酸度增加，同时还会增强胃部的功能，排空加速。薏苡仁能补中益气。

五、淮山蜂蜜煎

[原料] 薯蓣（山药），鸡内金，蜂蜜。

[做法] 薯蓣（山药）、鸡内金用水煮，取汁，放入蜂蜜，搅拌均匀。每日 1 剂，分两次温服。

[功效] 能够健脾消食。用于脾胃虚弱的人，还有增强食欲、促进消化的作用。薯蓣（山药）有健脾补肺、固肾益精的功效，有利于消化不良、小儿厌食症等疾病的治疗。薯蓣（山药）所含消化酶，能够分解蛋白质和淀粉，所以能够增进食欲。蜂蜜能补中益气，润肠通便，对创面有很好的治疗作用。

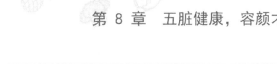

下面介绍一些挑选蜂蜜的方法

1. 拉丝法：新鲜的蜂蜜可以用勺子挑起来看一看，常温下，浓度较高的蜂蜜会很黏稠，并且很有韧性，可以拉成很细的蜜丝，拉出的丝也会很有弹性；浓度较低的蜜液无法拉成细丝，蜜液易断流、一滴一滴下落。

2. 结晶颗粒响声判别法：结晶态蜂蜜，用牙齿咬结晶的蜂蜜会很酥，入口即化；掺假的蜂蜜就像是吃豆沙，脆声响亮。

3. 燃烧法：蜂蜜主要含有的是单糖，燃烧较为彻底，并且很少留有灰粉，而蔗糖、糊精淀粉灰粉较多。若是在烧红的钢丝上迅速放入蜂蜜再拔出来，全部燃尽就是正品；如灰粉积碳较多，就是不纯的蜂蜜。

4. 曝晒法：结晶蜜容易晒化，假蜜不能晒化。

5. 纸巾法：可以识别蜜中有无掺水，将一滴蜂蜜滴在吸水性比较好的纸上，如蜜透过纸反面，证明有水分掺入。

第9章
会吃的女人肤如凝脂

怎样吃让皮肤无疾病

有些人皮肤往往会出很多的油脂，这是因为平时摄取的动物脂肪和蛋白质过多导致的。治疗方法是，在吃含有大量动物脂肪的食物时，要同时食用大量的青菜，如菠菜、芹菜、莴苣等，生吃效果最佳。也可将蔬菜切碎，挤出汁液，冲服。

1. **赤红脸**　发生这种病状的原因是血液循环不好，特别是末梢细胞中的血液流动不畅。当天气寒冷时，人的面部就会赤红，尤其是鼻尖。治疗方法是：①经常洗澡和按摩，促进血液的循环，对于会红的部位更要按摩；②摄入大量的蛋白质，还有富含维生素 B_1、维生素 C 的一些食品。此外，还可以多晒晒阳光，促进身体对维生素 D 的吸收。

2. **油脂黑脸**　发生这种症状的原因是食用动物油和植物油过量。治疗方法是：控制植物油的摄入量，多吃含叶绿素的蔬菜。在吃饭前最好可以饮一杯菜末冲食的汁水。

3. **面部黑色**　一般来说，食盐过多就会使人的皮肤变得粗糙，并且发黑，经阳光照晒后更厉害。手脚发黑是因为盐分在神经末梢无法排出体外。因此就会慢慢地笼罩上一种黑色素。

治疗方法是：

◎ 控制食盐摄入量，要多喝水，让盐分排出体外。

◎ 勤洗澡，在浴室中浸泡，出汗最好，这样也可以排除一些盐分。

4. 面颊雀斑　食盐过多，就会导致脸上长一些雀斑，若是在饮食中只摄取动物的蛋白质，就会影响肝的正常功能。所以长雀斑者要食用大量的蔬菜和水果。此外，药物可以损害肌肤，尤其是安眠药会让身体中产生酸性物质，尽量少服用。

如何饮水

　　早晨起床应该饮用一定量的水。刚刚起床是一天中身体开始运作的关键时间。在晚间，因为身体中的代谢也在缓慢进行，皮肤也在进行着排汗的工作，所以水的消耗量是很大的。经过一夜的时间，水分没有得到很好的补充，对于身体来讲，已经是一种缺水状态了。所以，这个时候，就要补充一定的水分，给身体一个良好的环境以便进行下一步的工作。对于有血栓病倾向的人，早晨容易发病，起床后饮水可以迅速使血液浓度恢复正常。这个时间喝水，对于肠胃也有一定的清洗作用。

　　中午饭后 1 小时喝水，有利于消化、吸收食物，从某种程度上讲，中午的这杯水还有利于减肥。

　　睡觉前饮用一杯水是有利于睡眠的。在上床睡觉之前，水对于身体有很大的帮助，具有美容的作用。在你进入睡眠之后，所喝的水就可以进入到每一个细胞里进行工作。细胞吸收水分后，皮肤就可以细腻柔滑。

怎样吃让皮肤更柔嫩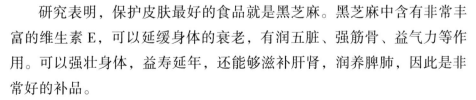

　　研究表明，保护皮肤最好的食品就是黑芝麻。黑芝麻中含有非常丰富的维生素 E，可以延缓身体的衰老，有润五脏、强筋骨、益气力等作用。可以强壮身体，益寿延年，还能够滋补肝肾，润养脾肺，因此是非常好的补品。

　　营养学家研究发现，芝麻中的蛋白质、脂肪、钙、磷、铁等含量都非常丰富，并且其中还含有芝麻素、花生酸、芝麻酚、油酸、棕榈酸、硬脂酸、甾醇、卵磷脂以及多种维生素等营养物质。也正是因为芝麻中含有如此丰富的营养，所以能够延缓女性面部的衰老，保证女性的皮肤光鲜亮丽。

常吃芝麻，可以使皮肤变得柔软，光润。若是经常便秘的人，肠里就会存在很多的毒素，因此就会造成皮肤粗糙。芝麻有治疗便秘的作用，并且还能够有效地滋润皮肤。若是女性利用节食来减肥，那么营养就会变得不均衡，皮肤也会变得干燥、粗糙。而芝麻中还含有一些能够防止发胖的物质，例如蛋黄素（卵磷脂）、胆碱、肌糖，即使芝麻吃得再多，也不会发胖。在节食减肥的同时，可以配合芝麻一起食用，那么粗糙的皮肤就可以得到改善。

人们若是经常洗澡，讲究身体的卫生，那么不仅会将身体表面的污垢洗掉，还会洗掉皮肤表面的油脂。因脱去油脂，人的皮肤就会显得非常干燥，可吃些芝麻，使皮肤看起来更加光鲜亮丽。芝麻中的维生素 E，是皮肤美白中不可忽视的物质。它能够使人体很好地利用维生素 A，可与维生素 C 起协同作用，保护皮肤的健康，还可以防止感染。对皮肤中的胶原纤维和弹力纤维也有很强烈的滋润作用，从而改善、维护皮肤的弹性，促进身体中的血液循环，使皮肤能够得到充足的营养，以维护皮肤的柔嫩与光泽。

芝麻的作用与禁忌

美人厨房

芝麻味甘，性平；有补中益气、润五脏、补肺气、止心惊、填髓之功效；可用于治疗肝肾虚损、眩晕、肠燥便秘、贫血等症。

混合麻酱，富含蛋白质、氨基酸及多种维生素和矿物质，有很高的保健价值。它含有丰富的卵磷脂，可防止头发过早变白或脱落。常吃混合麻酱能增强皮肤弹性，令肌肤柔嫩健康。此外，芝麻含有高蛋白和脂肪酸，营养价值高，经常食用有防癌作用，但是肥胖者不宜食用。

怎样吃让皮肤更白皙

很多女性，每天都会用最好的化妆品来美白自己的肌肤，但是效果却不是非常的满意，其实女性的皮肤是可以通过食物来变得白皙的，那么有哪些食物能帮助我们拥有白皙的肌肤呢？

1. **裙带菜——美肤护发，排除垃圾** 裙带菜含有的营养物质，可以促进肠胃的消化，不仅可以清除体内的垃圾，还可以有效地净化血液，并将体内的有毒物质排出体外，能够有效地改善肌肤和发质。同时，裙带菜中的碘含量也非常的丰富，并且能够有效促进身体的新陈代谢，能够使身体更好地吸收维生素等营养物质，使维生素能够很好地被肌肤吸收。

2. **黄瓜——减少头纹与皮肤的干裂** 黄瓜的汁水可以作为护肤液使用，能够有效的补充肌肤中的水分，防止皮肤干裂和产生抬头纹，因此用黄瓜片贴面是女性生活中不可缺少的补水护肤品。

不仅如此，黄瓜中含有大量的维生素 E，这种物质能够很好地抗击衰老，黄瓜酶的生物活性很强，可以有效地促进机体的代谢，从而达到很好的排毒作用。这对于皮肤的细腻光滑都是很有帮助的。

而黄瓜中含有丙醇二酸这种物质，可以抑制糖类转化成脂肪，并且各种各样的纤维素还能够清理肠道中的垃圾，因此食用黄瓜不仅可以美容肌肤，还有减肥的功能。

3. **肝类——使皮肤更加白皙透亮** 动物的肝中通常含有大量的维生素 A、维生素 B_2 和维生素 B_3，维生素 A 又被称之为"维护皮肤与黏膜的维生素"，同样，维生素 B_2 和维生素 B_3 也有加速皮肤代谢的功能。因此，多吃动物肝可以有效地清洁皮肤，使之白皙透亮。

如何挑选黄瓜

1. 表皮的刺小而密，鲜黄瓜表皮带刺，如果无刺说明黄瓜老了，以轻轻一摸就会碎断的刺为好。刺小而密的黄瓜较好吃，那些刺大且稀疏的黄瓜味道较淡。

2. 体型细长均匀，市场上那些大肚子的黄瓜比较多，看上去细长均匀且把儿短的黄瓜口感较好。

3. 表皮竖纹突出，好吃的黄瓜一般表皮的竖纹比较突出，用手摸及用眼看都能觉察到。而那些表面平滑，没有什么竖纹的黄瓜不太好吃。

4. 黄瓜的颜色发绿、发黑的比较好吃，那些浅绿色的黄瓜不太好吃。

5. 个头不要太大，太大的黄瓜并不好吃，相对来说个头小的黄瓜比较好吃。

注意事项

带有小花的黄瓜并不一定新鲜，可能是涂抹了化学成分导致的。

怎样吃让皮肤更光洁

科学家研究发现，皮肤细腻和光滑的程度，与真皮中透明质酸酶含量的关系非常密切，而透明质酸酶与雌激素分泌量的关系也是非常密切的。

研究发现，当卵巢分泌的雌激素增加的时候，雌激素就会与某些物质在真皮中相结合，从而促进透明物质酶酸的形成。这种酶可以使皮肤更好地吸收水、无机盐和维生素等物质，也会使皮肤的水含量增多，使皮肤变得更加光滑细腻。但是要怎样吃才能让自己的皮肤更健康光洁呢？

1. **适量饮水**　在人体中，水的含量是最多的，成年人的身体中含有大量的水分。当人体水分减少时，皮肤就会变得干燥，皮脂腺分泌量就会减少，皮肤就会失去弹性，还有可能会出现皱纹。所以为了保证皮肤的健康，女性每日饮水量应为 1200 毫升左右。

2. **常吃富含维生素的食物**　维生素可以有效防止皮肤的衰老，保证皮肤的光滑细腻。营养学家还发现，维生素 E 具有抗击衰老的作用。因为维生素 E 可以将自由基的活性破坏掉，从而抑制衰老。并且还能够防止皮肤中色素的沉积。

科学家们发现，脂褐素的生成与过氧化脂类有着密切的关系。含维生素 E 多的食物有卷心菜、葵花籽油、菜籽油等。同时维生素 A、维生素 B_2 也是补充皮肤营养的物质。当人体缺乏维生素 A 时，皮肤就会变得干燥有皱纹；若缺乏维生素 B_2 时，会出现口角乳白、脱屑及色素沉着、口唇皮肤开裂等症状。

动物肝、鱼肝油、牛奶、奶油、禽蛋及橙红色的食物中，维生素 A 的含量是非常丰富的。富含维生素 B_2 的食物有肝、肾、心脏、蛋、奶等。

3. **多食含铁质的食物**　想要让自己的皮肤变得光泽有弹性，那么就要保证自己的血液畅通。铁是构成血红蛋白的主要成分，所以应该多吃含铁质的食物。如动物肝、蛋黄、海带、紫菜等。

4. **增加身体中胶原蛋白和弹性蛋白食物的含量**　胶原蛋白能够使细胞变得丰满，富含胶原蛋白和弹性蛋白多的食物有很多，如猪蹄、动物筋腱和猪皮等，常期食用可使肌肤莹润光泽、有弹性。

5. **要注意碱性食物的摄入**　我们在日常生活中所吃的食物，如鱼、肉、禽、蛋、粮谷等都是酸性的食物。酸性的食物还会使身体中乳酸的含量增多，身体中的有机酸不能够及时地排出体外，那么就会侵蚀表面的细胞，皮肤也就会失去活性。为了中和体内酸性成分，所以要吃一些碱性的食物，如苹果、梨、柑橘和蔬菜等。

此外，夏季的烈日，冬季的寒风，这些都会让自己的皮肤变得粗糙，并在不同的季节，要采用不同的保护措施。并且，皮肤的清洗也不

能够过于频繁。如反复摩擦，就会使皮肤表面的细胞被破坏，不能够修复。注意保护皮肤，不能够让皮肤接近酸碱度过浓的物品，并且要根据自己的皮肤选择不同的化妆品，可以适当地按摩肌肤。

蛋白质的作用

1. 蛋白质是我们身体中组织更新换代所必需的营养物质。它是身体的构成要素。并且，身体中的大多数酶也是蛋白质组成的，很多激素也与蛋白质有关系。

2. 蛋白质可以在一定程度上维持身体中无机盐的平衡，最重要的就是钠和钾的平衡，还可以在一定程度上消除身体的水肿。

3. 蛋白质还是一种能源物质，可以在一定的条件下，通过氧化分解为我们的身体提供一定的能量。当然，它与糖类、脂肪之间也是可以相互转化的。

4. 身体中的抗体，大部分也是蛋白质，所以，蛋白质有利于我们提高身体的免疫力。

5. 蛋白质也是红细胞的一种组成成分。对于我们身体中氧气的运输起到了一定的作用，并且可以降低血压、缓解贫血的症状。

第10章
上班族的女人怎么吃

缓解上班族女性疲劳的食谱

睡眠不好就会使人体感到很疲劳，所以，上班族的女性就要尽早地吃晚饭。此外，过了中午就不要喝含有咖啡因的饮料，如可口可乐、咖啡等。

营养学家指出，良好的饮食习惯可以缓解身体上的疲劳。如果总是觉得累，上班就打哈欠，而躺在床上却怎样也睡不着，这种疲劳的感觉，时间长了就会将你的健康吞噬掉。

此外，每天喝足够的水或是茶水也是很重要的，经常喝水有助于人体营养物质的吸收。特别是在疲劳的时候，喝凉茶水是最好的选择。倘若选择喝热茶或咖啡，最好不要超过 3 杯，并且在中午 12 时之前饮用最好。因为咖啡因会阻碍人体对钙、铁的吸收。

每天都食用全麦食品和蛋白质，对健康也是很有帮助的，但是缺少其中的任何一样，都会使身体感到疲劳。鱼、鸡肉、鸡蛋等食物中含有丰富的蛋白质。全麦食品中的矿物质和维生素的含量也是非常丰富的，如镁和 B 族维生素，都能让人感到精神很充沛。

还有就是不要经常喝酒。因为酒精会使身体严重的脱水，还会干扰血糖水平，影响睡眠。若是吃得太少，肚子就会咕噜咕噜地叫，这样也会影响睡眠。所以如果很饿，可以在睡觉前吃一点小食品，但是要尽量选择容易被吸收的食品，如富含蛋白质、乳糖等的牛奶。另外，吃一些

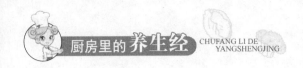

香蕉和易消化的饼干也是不错的，都可以缓解疲劳。

燕窝的营养到底几何

　　燕窝，也可以说是金丝燕的窝。金丝燕是在春天刚刚来临的时候开始铸就自己的巢穴。在制作的过程中，在口腔中会出现一种胶质的物质，被风吹干后，形成的物质，就是燕窝的主要成分。从中医学上来说，"燕窝"是美容养颜最好的产品。但是，在西医看来，这种物质中的蛋白质含量非常少，比不上海鲜（如蟹、虾）的营养价值。而且，在"燕窝"中的蛋白质主要是不完全蛋白质，被人体吸收的概率也会很少，而它里面含有的脂质、糖类也比不上谷物和豆制品，因此，燕窝的营养价值并没有想象中那么高。

改善上班族女性头晕头痛的食谱

　　对于上班族女性来说，最烦恼的病症就是头痛症。很多上班族因为生活没有规律，或是经常忙碌加夜班，一段时间之后，就会感到很头痛，或者是整个人昏沉沉的，抬不起头。若是出现这样的病症，那你就要注意了。不想患上头痛症的话，就要调理一下自己的生活规律。

　　节奏快、压力大、起居饮食无规律这已经是上班族的潜在规律了，所以，已经有越来越多的人遭受着头痛的烦恼。

　　我们的饮食中也有一些能够引起头痛的食物。例如牛奶、乳制品、酒类、巧克力等。科学家们也发现，经常食用的面粉、橘子、蛋类、牛肉等都可能发生过敏性的头痛，所以要少食用这些物质。

　　头痛了怎么办？很多人都是吃止痛片，然后睡上一觉。据美国《女性挚友》杂志报道，正确的饮食是可以缓解头痛的。

　　1. 烤土豆　对于宿醉引发的头痛，土豆可以很好地缓解这种头痛。酒精虽可以利尿，但饮酒过多就会导致身体严重的缺水，还会造成钾元素的缺失，电解质失去平衡，从而引起头痛。土豆中含有丰富的钾元素，是补充钾元素的最佳天然食品。若是烘食，可以保证它的营养成分，使人们的身体更加健康。

2. 西瓜　有研究表明，脱水是导致头痛发作的主要原因，但是蔬菜、水果中往往含有大量的水分，这是预防头痛的关键。其中水分最高的水果就是西瓜了。有时间的话，可以自己制作西瓜奶昔。具体的方法是，将西瓜，冰块、脱脂酸奶、蜂蜜以及姜末放在一起搅拌，然后食用即可，生姜的作用就是缓解头痛。此外，经常喝汤也能收到很好的补水效果。

3. 全麦土司　糖类（碳水化合物）吃得太少，大脑的能量也会变得不充足，也容易犯有头痛的症状。当头脑中的糖类（碳水化合物）不充足，大脑能量的主要来源——肝糖原，就会迅速地降低，同时体内的水分流失，也会使身体出现过多的不适症状，从而引发头痛。所以说头痛的患者就要经常补充糖类（碳水化合物），如全谷物面包、燕麦粥、水果等。这些食物不仅可以防止头痛的发生，而且能促进血清素的分泌，有助于改善自己的情绪。

4. 杏仁　人们很早就发现，杏仁中含有大量的镁，可以有效地舒张血管，从而缓解头痛，所以有专家认为平时饮食可以吃一些含镁多的食物，如香蕉、杏脯、牛油果、杏仁、腰果等。

5. 辛辣沙司　辣椒能缓解头痛？听上去可能会感觉有些不可思议，但是辛辣的食物可以抑制因为感冒而引起的一系列的头痛问题，因为红辣椒能够减轻鼻塞的症状，疏通呼吸道，压迫感就会减少，从而减轻头痛的症状。

6. 酸奶　有的时候，头痛也是因为身体中缺钙，当人体中的钙含量不足的时候，就会影响大脑的工作，从而会引起头痛。所以要保证大脑的运转效率，补钙很关键。因此，在日常的生活中，要按时摄入一些高钙的食物。低脂酸奶中就含有丰富的钙，而且没有添加糖分，所以是非常健康的饮品。

7. 菠菜　菠菜可以有效地帮助头痛者恢复精力。实践证明，菠菜可以降低血压，并且能够缓解因为饮酒过度而引发的头痛。若是在夏天出现疼痛的症状，那么就可以试着制作菠菜沙拉：首先要选用新鲜的菠菜叶，加上西瓜、碎杏脯、核桃或者杏仁拌匀后，再倒上一些醋，这样就形成了一道美味可口的沙拉了，并且有很好的治疗头痛的作用。

反季节的蔬果最好不要吃

当蔬果已经成熟的时候，运输就成了一个大问题。蔬果在不适当的季节里保存的时间是相当短暂的。但是，有的商人为了获取高额的利润，就会在水果的表层图上一层防腐剂，甚至会把防腐剂注射到水果内部，这样的话，水果就不能保持一种健康的状态。

在反季节蔬菜水果中，营养物质的含量也是相对较少的。所以，对于反季节的水果，最好是不要食用。

反季节的水果对于我们的身体也是不好的。会使儿童产生性早熟的状况，也会使老年人的免疫力降低，使身体状况趋向于不好的方向发展。总体来讲，反季节的蔬果，对于健康是很不利的。

为上班族女性提神醒脑的茶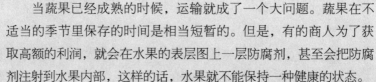

上班族的女性朋友经常会熬夜加班，有些女性还会每天对着电脑，因此精神就会不佳，尤其是下午。困意袭来，女性朋友们就要忍耐着沉重的眼皮，强打精神，继续工作。但是因为注意力不集中，工作效率不高，且易出错，因此就会影响工作质量。为此，如果女性想要有一个好精神，那么就需要看看以下几种提神醒脑茶。

一、振奋精神的薰衣草柠檬茶

［制作］选取薰衣草干花蕾5～6颗，柠檬片或柠檬汁。将薰衣草花蕾、柠檬片放进一个茶杯中，加入沸水，然后盖上盖子，若是加入柠

檬汁，待茶呈淡绿色、温凉后，加入即可。

［功效］薰衣草的香气是广大女性的最爱，能够安神养气、缓解疲劳，柠檬可以利尿，并且促进消化，有缓解头痛的作用，并且其散发出淡淡的香味可使人精神振奋，但是孕妇不可以饮用。

二、驱除疲劳的菊花人参茶

［制作］选取菊花干花蕾 4 ～ 5 颗，人参 10 ～ 20 克。将人参切碎，然后放进杯中，再将菊花放进去，用热水加盖浸泡 10 ～ 15 分钟即可。

［功效］人参含有皂苷和多种维生素，对人的神经系统具有很好的调节作用，可以提高人体免疫力，将身体中的疲劳赶走。菊花气味芬芳，具有祛火、明目的作用，两者结合之后更有提神的功效，但是高血压的人并不适合食用人参，并且人参不宜与茶叶、咖啡、萝卜一起服用。

三、提神散热的玫瑰薄荷茶

［制作］选取玫瑰花干花蕾 4 ～ 5 颗、薄荷少量。将干玫瑰花与薄荷一起放进一个杯子中，加盖到 10 ～ 15 分钟，茶凉了之后的提神效果更好。

［功效］人们的情绪在春夏交接时会产生一系列的波动，玫瑰花就成为了办公室女性的最爱。因为玫瑰花具有活血化瘀、舒缓情绪的作用，而薄荷可以有效地驱除疲劳，让人们感觉精神上焕然一新，并且玫瑰花的甘甜纯香可以将薄荷中的苦涩味道冲淡，一举两得。

四、冰糖薄荷茶

［制作］选取薄荷叶 5 ～ 10 片，冰糖或者是蜂蜜、果汁。将薄荷用冷水洗干净之后放进杯子中，然后再倒入热水，加盖 15 ～ 20 分钟直到药香散出即可，晾凉之后再加入蜂蜜或果汁，可以使茶的口感提升。

［功效］可以促进食物在肠道中的运动，帮助消化，若是肠胃不好或是吃了过于油腻的食物，那么这道茶有缓解油腻的作用，还可以缓解工作上的压力。此外，由于薄荷具有一种独特的芳香，将薄荷的茶叶拿

来漱口或者是饮用，不仅能齿颊留香、口气清新，还可以消除牙龈肿痛等病症。

另外，薄荷菊花茶可以清热解毒、缓解疲劳，与能够提神的薄荷一起冲饮，效果会更佳。制作方法：选取薄荷、菊花，将菊花与薄荷一起放进茶杯中，加盖冲泡 5 ～ 10 分钟即可。

五、提神健身的蜂蜜菊花茶

[制作] 选取蜂蜜，鲜菊花花瓣。将新鲜的菊花捣烂，然后用水煎半小时，将残渣去掉，然后小火浓缩，待凉至 60℃ 以下时加入蜂蜜，调匀。每次饭前服用 20 毫升即可。

[功效] 可以提神健身，消除疲劳。

六、健脑提神的花草茶

[制作] 选取少量的人参花与杭白菊。将人参花与杭白菊搭配，可加入少量甜菊叶调味。其口味清香、淡雅。

[功效] 可清凉降火、清热解毒、补血补气、保肝明目、健脑提神。

喝茶的注意事项

美人厨房

1. 茶叶冲泡时间过长，可能会发生变质，甚至滋生致病微生物。

2. 饭前忌大量喝茶：饭前大量喝茶，可能影响食物的消化和吸收，导致食欲下降。

3. 饭后忌立即喝浓茶：一般来说，饭后喝茶有助于消食去脂。但是如果饭后立即喝浓茶，则可能导致膳食中营养物质吸收不良，影响人们对铁质和蛋白质类物质的吸收。

4. 泡茶忌过浓：茶越浓，刺激性越大。如经常大量饮用浓茶，会引起头痛、恶心、失眠、烦躁等。

5. 忌冲泡次数过多：除了乌龙茶等少数茶外，大多数茶只能冲泡3 次。如果冲泡次数太多，90% 以上的营养物质和功能成分均已被浸出，特有的滋味和香气也不明显。

加班熬夜后的调养食谱

上班族压力大，需要经常熬夜，第二天精神就会萎靡不振，如果这个时候不注重饮食，那么就会变得虚脱。熬夜后，有些女性喜欢喝咖啡，咖啡因虽然能够提神，但是因为其一些不良反应而并不提倡饮用。熬夜的时候，必须要补充 B 族维生素。晚餐时要尽量多吃一些含有 B 族维生素的食物，其中包括叶酸、烟碱酸、维生素 B_6、维生素 B_{12} 等，这些物质不仅仅能够参加新陈代谢，提供能量，保护神经细胞，还能够安神养气，清新补脑。

熬夜时，有些人认为吃甜食能够补充身体中的热量，其实熬夜的时候最忌讳的就是吃甜食。晚餐后或熬夜时，不能够吃太多的甜食，高糖虽有高热量，刚开始让人兴奋，却会消耗 B 族维生素，导致反效果，也容易引起肥胖问题。整体说来，熬夜的预防保健仍取决于日常饮食，必须均衡摄取六大类食物。深绿色叶菜类及豆类植物，都含有丰富叶酸盐，有助于细胞修补，预防感染和贫血；肝、鱼、谷类、大豆食品、蔬果中有维生素 B_6 或烟碱酸，可以维持皮肤健康、缓减老化；至于与记忆力、注意力有关的维生素 B_{12}，在肉、牛奶、乳酪中都吃得到。

一、让皮肤有精神的果汁

1.适量的苹果、胡萝卜、菠菜和芹菜，洗干净，切成小块，加入牛奶、蜂蜜、少许冰块，然后用果汁机打碎，这就成为了自制的蔬菜水果营养果汁。

2.香蕉、木瓜和优质酸奶放在一起，打碎，这样就能够补充身体中的很多营养。

3.猕猴桃、橙子、柠檬一起打成果汁，因为其中含有丰富的维生素 C，可补充体能而且美容。

4.将 3 个柚子的皮剥掉，榨成汁，1 串葡萄打碎成葡萄汁，放上 2 勺蜂蜜，别有一番滋味。

5.1 根新鲜黄瓜，0.5 升豆浆，3 片薄荷，然后一同绞碎，制作成黄瓜汁，也能够解乏。

二、熬夜者的药膳调理

◎**猪腰炖杜仲**：杜仲 15 克，猪腰子 1 个（去筋膜），水适量。每日服用或是隔日服用，能够滋补肝肾、强筋壮骨。在熬夜之后出现腰酸背痛、浑身乏力的人适合食用。

◎**莲子百合煲瘦肉**：莲子（去心）20 克，百合 20 克，猪瘦肉 200克。加水适量同煲，肉烂后加入适量的调味剂。每日 1 次，能够清心润肺，养气安神。若是熬夜后出现干咳、失眠、心烦、心悸等症者，可以食用。

◎**粉葛生鱼汤**：粉葛 250 克，洗干净后切成块，生鱼（乌鱼）1 条，加水适量共煲。鱼熟了以后放一些生姜丝、油和盐调味，食鱼饮汤。每日或隔日 1 次，有舒筋活络、益气和血、解除肌痛的效果。熬夜后出现肌肉酸痛、颈部胀痛的患者适合食用。

◎**夏枯草煲瘦肉**：夏枯草 50 克，猪瘦肉 250 克，水适量，共煲，肉熟了以后加入少量的调味剂，吃肉喝汤。每日 1 次，能够清肝火、降血压。若是熬夜后血压升高、头晕、头痛及眼红，可以进食该药膳。

熬夜的技巧

美人厨房

　　熬夜加班，也是有技巧的，只有运用好了才能够使身体变好。否则，铁打的身体，也不能够经受这种煎熬，因此，女性在熬夜的时候千万要记住：

1. 不要吃泡面，防止火气过大。最好是用水果、面包、清粥小菜等食物来充饥。

2. 在开始熬夜之前，来一颗 B 族维生素营养丸。B 族维生素能够增强抵抗力，消除疲劳。

3. 提神饮料，最好是喝绿茶，可以提神，还可以消除身体中的自由基，让女性神清气爽。但是如果女性的肠胃不好，最好改喝枸杞子泡水的茶，不仅可以解压，还可以明目。

4. 熬夜前要将脸部的妆卸掉，或是先把脸洗干净，否则一脸厚厚的粉底不能够让肌肤呼吸，从而引发满脸痘痘。

5. 熬夜之后，第二天中午时最好小睡一下。

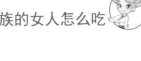

未老先衰的饮食误区或不良习惯

女性们经常以为自己的身体是健康的，因此就经常会吃自己喜欢的食物，而不去吃自己不喜欢的食物，这样的饮食往往会给人们造成不良的影响。

上班族的女性工作繁忙、压力大，生活节奏也很紧张，因此很多女性都很难保证自己的饮食是健康的，例如，有些女性就会有的吃就多吃点，没有食物的时候就吃一些垃圾食品来代替。

还有些女性为了争取多睡一会儿，经常不吃早餐，有时候早餐草草地应付一下，品种单一，有时候只有一杯牛奶或是一块面包。午餐时，大家都会买一些外面的盒饭或是一些泡面。白天一天都在外面吃，因此晚上回家之后就会吃得很丰盛。还有些女性喜欢出去吃夜宵，甚至三更半夜吃火锅、泡酒吧。但是女性们却不知道，往往就是这些饮食的误区，才让女性们的身体变得越来越差。

恶习一：方便面代替早餐

有些女性经常用方便面代替早餐，却不知道这样对身体是非常不好的。因为，维持身体生理功能运行需要六大要素，而方便面中只存在糖类（碳水化合物），并且不存在其他的营养物质。因此，若是长期用方便面来代替早餐，就会产生头晕乏力、精神不佳等症状，若是严重的女性，就会出现体重下降、肌肉萎缩等营养缺乏的表现。

恶习二：水果代替蔬菜

水果和蔬菜中都含有丰富的维生素，为此，很多女性都会认为只要吃水果就好了，不用吃蔬菜。其实，蔬菜中含有大量人体必需的物质，它更能有效地促进人体吸收蛋白质、脂肪、糖类（碳水化合物）三大营养素。再者，蔬菜中含有特有的植物纤维，能够促进肠胃的蠕动，起到助消化、防肠癌之作用。

以下两种食物有助于预防卵巢早衰。

1. **大豆**　大豆中含有特别丰富的优质蛋白，其中还含有大豆异黄酮、大豆磷脂、大豆皂苷、大豆低聚糖、大豆膳食纤维、维生素 E 及水解后的大豆肽等多种物质，这些物质都有很特殊的生理功能，能够延缓衰老、改善肠胃功能、降血压和降血脂。

其中，大豆异黄酮具有植物雌激素的作用，可以预防激素低下等一些疾病，如更年期综合征、骨质疏松等。

2. **白木耳**　白木耳有"菌中之冠"的美称，具有极高营养价值，是滋补珍品。白木耳中的多糖类是重要成分，还含有多种人体必需的氨基酸、钙、铁、磷等多种矿物质及维生素，有抗血栓形成、保护心血管健康、防止动脉硬化、降血脂与降血糖等作用，对延缓卵巢功能的衰退也有一定作用。

怎样购买白木耳

1. **看**　一级品：耳片色泽鲜白仅带微黄，有光泽，朵大、体轻、疏松，肉质肥厚，坚韧而有弹性，蒂头无耳脚、黑点，无杂质等。干耳浸水后，膨胀率可达 15 倍以上。

二级品：耳片色白略带米色，朵大体松，有光泽，肉质较厚，带有弹性，小朵不应超过 10% ～ 15%，蒂头稍带耳脚。干耳浸水后，膨胀率在 12 倍以上。

2. **闻**　品质新鲜的银耳，应无酸、臭、异味等。存放时间较久的陈银耳，不仅色泽会逐渐变黄，而且因蛋白质、脂肪成分的变性而有酸气或其他不爽的异味。

3. **尝**　银耳本身应无味道，选购时可取少许试尝，如对舌有刺激或有辣的感觉，证明这种银耳是用硫磺熏制做了假的。

特殊时期女人要这样吃

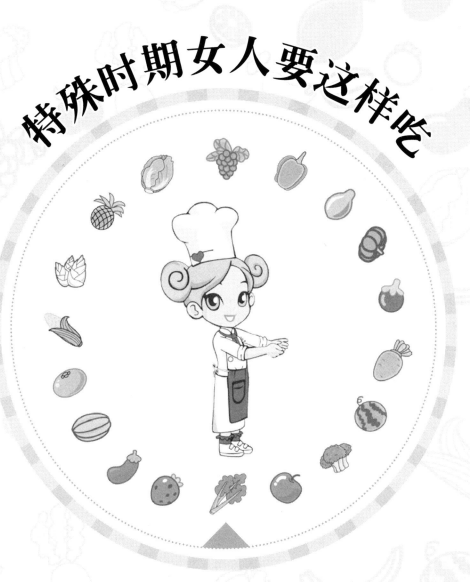

第11章
调经也靠"吃"

调经，当选阿胶糯米粥

很多女性都存在月经不调或是痛经等症状，有一些女性认为这是正常的状况，其实这是疾病的一种。这种病症正在慢慢地侵蚀着女性的身体，严重者会导致不孕不育。因此，女性们一定要引起重视。下面列出一些调经的食疗方法。

阿胶糯米粥

［原料］阿胶，糯米，红糖。

［做法］将糯米洗干净，放进锅中，加入清水煮成粥，然后将阿胶粒捣碎，边煮边搅均匀，然后加入红糖服用。3～4日为1个疗程。

［功效］能够滋阴补虚，养血止血。主要治疗阴虚血少，月经过量，崩漏，症状见月经过多、血色鲜红、头晕乏力、失眠、盗汗等。

但是脾胃虚弱患者，不可以过多地食用。

营养成分

糯米：糯米中蛋白质、脂肪、糖类、维生素 B_1、维生素 B_2、钙、磷、铁、烟酸及淀粉等含量都是非常丰富的，是温补的最好营养品，具有补中益气、健脾养胃、止虚汗的作用，对脾胃虚寒、食欲缺乏、腹胀腹泻等具有一定的作用；糯米还有收涩的作用，对尿频、盗汗等都有很好的治疗效果。

食谱相克

阿胶：阿胶畏大黄。

糯米：糯米不适合与鸡肉一起食用。

［健康提示］在起床和睡觉之前服用。每天 1 次，连续 10 天即可。此粥可健脾补血，还具有一定的安胎作用。

适用人群

准备怀孕的女性。

营养分析

（1）阿胶能够促进造血功能，并且还能够促进凝血和降低血液的通透性。

（2）阿胶服用后可以有效地促进身体对钙物质的吸收，防止发生骨质疏松、骨质增生、钙流失等疾病。

（3）阿胶能够抗疲劳、耐缺氧、耐寒冷、健脑和延缓衰老等，还能够改善男女的生育能力。

月经不调食物宜忌

美人厨房

1.蔬菜类：萝卜、空心菜、大白菜、苦瓜等，这些蔬菜一般在热煮时加葱、蒜、姜、豆豉等配料才可食用，因为此时寒性已减少，月经不调患者可以食用。

2.水果类：瓜类（西瓜、香瓜、哈密瓜）、橘子、水梨、番茄、椰子、杨桃、葡萄柚、荔枝、芒果、香蕉、龙眼等生冷或燥性水果，月经不调患者请尽量少食，月经期间则避免食用。

3.生冷食物：行经之时过食生冷饮食，容易损伤脾之阳气，使气血运行不畅。或因寒性收引，使血海不能按时满盈，而致月经延期。

4.刺激性食物：月经不调在中医看来与血热有关，而刺激性的食物有着助阳生火的作用，可使冲任不固，致使月经先期而下。

月经不调患者不能吃寒性蔬菜，生冷或燥性水果，刺激性食物等。在日常生活中养成良好的生活习惯是有必要的，因为不良习惯可能会加重月经不调。

行经发热，当选当归补血汤

当归补血汤是一个益气补血方剂，由黄芪和当归两味药组成，其中的比例是 5：1，这个药剂能够益气生血，大多数是用于治疗劳倦内伤、气血虚、阳浮于外之虚热等症状，而且现在也是广为应用的。

很多营养学家和中药学家对当归的配比比例非常重视，他们认为不同的比例对于治疗病症的效果也是不同的。随着现代医学科学技术的渗入，医学家们还发现当归有促进造血、调节免疫功能的作用，此外还能够有效地保护心脑血管等，因此，当归的药用价值是非常高的。此外，还有一些其他的药方。

[食材]

主料：当归、黄芪。

辅料：大枣、鹌鹑蛋。

调料：糖少许。

[方法]

1.将所有的材料准备好。

2.大枣洗干净后将核去掉。

3.将黄芪、当归用清水浸泡 5 分钟，然后洗干净。

4.鹌鹑蛋加水煮熟，将外壳去掉。

5.将所有的材料放进锅中，除了鹌鹑蛋，加入适量清水。

6.大火煮沸后转至小火慢炖，10 分钟以后加入鹌鹑蛋，然后再继续煮 10 分钟，熄火，焖 10 分钟。

［功能］补气生血。

［主治］血虚阳浮发热症。治气虚血亏的面色萎黄，神疲体倦；也可以治妇人经期、产后血虚发热头痛；或疮疡溃后，久不愈合者；肌热面赤，烦渴欲饮，脉洪大而虚，重按无力者。

［用法］将两盏水煎至一盏，空腹时温服。

［禁忌］阴虚发热症忌用。

注意事项

若是妇女在经期的时候，或者是产生头痛等病症，可以加葱白、豆豉、生姜、大枣等用来疏寒解表；若疮疡久溃不愈，或者是气血两虚而余毒未清者，可加金银花、甘草，这样可以起到清热解毒的作用；若血虚气弱出血不止的患者，可以加煅龙骨、阿胶、山茱萸等进行止血。

这个方子能够增强骨髓的造血功能。能增强心肌收缩力，降低心肌耗氧量，可以有效地防止心肌损伤。并且可以防止血小板的聚集，进而防止脑血栓的形成；通过降低血液黏度，加快血流，还可以改善血液对全身的供应。又能提高机体免疫功能、升高血压。此外，这个方子还能够促进核酸蛋白质的形成，保护身体的健康。

此外，虽然当归的药用价值非常高，但也有一些注意事项：过多食用口服常规用量的当归煎剂、散剂偶有疲倦、嗜睡等反应，停药后可消失。当归挥发油穴位注射可使病人出现发热、头痛、口干、恶心等反应，停药后，可自行缓解。大剂量给药，可使实验动物血压下降，剂量再加大则血压骤降，呼吸停止。当归乙醚提出物毒性较强，少量即可造成实验动物死亡。临床使用当归不可过量，服药后也应注意有无不良反应。

行经期间女性忌食的食物

1. 螃蟹：性大凉，能清热凉血散瘀，女子行经期间，忌食生冷寒凉之物，尤其是患有寒性痛经之人，更当忌吃。

2. 田螺：性大凉，能清热。月经期间忌吃田螺等寒性之物。

3. 牛奶：乳酪类是痛经的祸源，如牛奶、奶酪、奶油、酵母乳，这些食物会破坏镁的吸收。

4. 巧克力：巧克力会使情绪失控。巧克力会造成情绪更加不稳与嗜糖，除了会发胖之外，也会增加对维生素 B 的需求。同时，糖会消耗身体内维生素 B 与矿物质，并使人更爱吃糖类食物。

进食高糖类的甜食，不但无法改善经期不适症状，反而可能因为血糖不稳定，影响体内荷尔蒙的平衡，加重不适感。

滋阴、清热、固冲，当选生地黄甲鱼汤

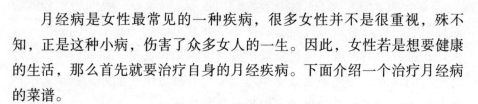

月经病是女性最常见的一种疾病，很多女性并不是很重视，殊不知，正是这种小病，伤害了众多女人的一生。因此，女性若是想要健康的生活，那么首先就要治疗自身的月经疾病。下面介绍一个治疗月经病的菜谱。

甲鱼汤

[菜系及功效] 闽菜菜系，治骨质疏松食谱。

[口味] 咸鲜味。

[做法] 原炖。

主料：甲鱼。

辅料：骨碎补，山药 (干)，枸杞子。

调料：姜，大葱，料酒，盐。

[步骤]

1. 将甲鱼放入水中，进行宰杀，剖开，将肠子和内脏去掉，并且洗干净。

2.将山药去皮，洗干净以后切成块。

3.在砂锅中加入适量的清水，然后将姜、葱、料酒、盐放入，并加入骨碎补、枸杞子、山药、甲鱼一起炖熟即可。

温馨提示

本汤能够补肾健脾，对阴虚偏盛型骨质疏松症患者疗效较好。

特别注意

甲鱼：不能够与桃、苋菜、芹菜、猪肉、兔肉、薄荷、芥末、鸡肉、鸭蛋、鸭肉、鸡蛋、黄鳝、蟹一同食用。

骨碎补：不能够与羊肉、羊血、芸苔菜一起食用；不宜与风燥药同用。

山药（干）：山药恶甘遂、大戟，不能够与碱性的食物一起食用。

枸杞子：一般不宜和过于温热的补品（如桂圆、红参、大枣等）共同食用。

通引经络，当选丝瓜汤

丝瓜中含有大量的 B 族维生素，这种物质能够防止肌肤老化，还含有增白皮肤的维生素 C，因此能够有效地保护皮肤，淡化色斑，使皮肤洁白、细嫩，是一种美容的佳品，故丝瓜汁有"美人水"之称。女性经常吃丝瓜还可以调节月经。

1. **抗坏血病**　丝瓜中含有大量的维生素 C，可以有效地防止败血症的发生，还能够有效补充身体中维生素 C 的含量。

2. **健脑美容**　丝瓜中含有大量的维生素 B，能够促进小孩大脑的发育和延缓老年人大脑的衰退；丝瓜藤茎的汁液能够保护皮肤的弹性，有美容去皱的功效。

3. 抗病毒、抗过敏　丝瓜中有一种物质还能够治疗乙型脑炎，在丝瓜组织培养液中还有一种能够抗过敏性的物质，叫做泻根醇酸，可以有效地抗击过敏的症状。

香菇丝瓜汤

[原料] 丝瓜，水发香菇，香油，味精，精盐，植物油，清水。

[做法]

1. 将丝瓜的皮去掉，洗干净，切成片。香菇择洗干净，切成小块。

2. 将砂锅放在火上，加入植物油，然后将丝瓜片放进去炒几下，再将香菇和清水一起倒进锅中，煮一会儿，加入味精、香油，盛入碗内即可。

[特点] 汤鲜味美。

营养价值

丝瓜黏液和瓜氨酸的含量较多，性味甘凉，入肝胃经，能够清热解毒，美白肌肤。蘑菇的子实体中营养物质非常丰富，尤其是蛋白质的含量，要比一般的蔬菜和水果高出很多。香菇中的氨基酸成分很多，内部至少含有 18 种氨基酸。香菇高蛋白、低脂肪，含有多糖、多种氨基酸和多种维生素，因此是一种营养非常丰富的菌类。

1. 能够提高机体免疫功能。香菇可以提高吞噬细胞的吞噬能力，还可促进 T 淋巴细胞的产生，并且能够提高 T 淋巴细胞的杀菌功能。

2. 能够延缓衰老。香菇中的水提取物能够清除氧化氢，所以能够有效地减少身体的衰老。

3. 能够防癌抗癌。香菇菌内部的结构是双链核糖核酸，进入人体后，会产生一种干扰素，这种干扰素具有抗癌的作用。

4. 能够降血压、降血脂、降胆固醇。香菇中嘌呤、胆碱、酪氨酸、氧化酶等核酸物质的含量丰富，能起到降血压、降胆固醇、降血脂的作用，还可以预防动脉硬化和肝硬化。

5. 香菇还对糖尿病、肺结核、传染性肝炎、神经炎等具有治疗作用，又可用于消化不良、便秘等。

 美

 人

厨

房

吃丝瓜的注意事项

丝瓜是一种夏季经常吃的食材，具有很高的食疗功效和药用价值。丝瓜的味道适合各类人群，并且丝瓜中营养物质的含量是各类瓜类食物中较高的一种蔬菜。下面介绍一些丝瓜的价值及丝瓜的食用注意事项。

1. 丝瓜不宜生吃，可烹食，煎汤服，或捣汁涂敷患处。

2. 丝瓜汁水丰富，宜现切现做，以免营养成分随汁水流走。

3. 烹制丝瓜时应注意尽量保持清淡，油要少用，可用稀芡，用味精或胡椒粉提味，这样才能显示丝瓜香嫩爽口的特点。

4. 丝瓜的味道清甜，烹煮时不宜加酱油和豆瓣酱等口味较重的酱料，以免抢味。

第12章
通过"吃"来呵护特殊时期的女人

按年龄来吃才能让女人更有风韵

不同的年龄段护理的重点是不一样的，所以采取的措施也是不同的。内调是护肤养颜的根本，所以在不同的年龄段有不同的食品推荐。

一、15-25岁——补充蛋白质，防止皮肤干燥

肌肤状况：这个时期的女孩子是非常辛苦的，读书、考试、求职、谈恋爱，但是有时月经初来，需要激素的时候，皮脂腺分泌物相对也会增加。这个时候的皮肤也会更加地富有弹性，因此要多吃白菜、韭菜、豆芽、瘦肉及各种豆类，同时还要多喝水，少吃一些甜食或是过咸的食物。

推荐：**养颜芝麻黑豆浆**

[做法] 将花生和黑豆洗干净浸泡，再与黑芝麻一起磨成浆，煮开即可。

[功效] 这是一种适合女孩子的饮料，能够乌发养发、润肤美颜、滋补肝肾、养血通乳等。

二、25-30岁——饮食清淡能够减少皱纹

这个时期的女性皮下油脂腺分泌会减少，再加上每天工作都很辛苦，育儿操劳，皮肤也会变得没有光泽，脸上会有一些细小的皱纹出现。

除了要坚持吃一些清淡的食物以外，还要多饮水，特别要多吃含维生素C和维生素B的食物，如芥菜、胡萝卜、西红柿、黄瓜、豌豆、木耳、

牛奶等。

推荐：去斑胡萝卜汁

［做法］将新鲜的胡萝卜研磨成汁，取 10～30 毫升，每天早上在洗完脸后，用新鲜的汁液拍脸，等到干了以后，用手轻轻地拍打脸部。

［功效］每日喝 1 杯胡萝卜汁也有去斑作用。

三、30-40 岁——白开水和瓜果肉并重可以充盈皮肤

这个年龄段的女性内分泌和卵巢功能逐渐减弱，皮肤也会变得非常干燥，眼睛的尾部就开始出现了鱼尾纹。这一时期要注意多喝水，最好在每天早上起床以后饮 200～300 毫升的凉开水。

多吃维生素含量丰富的新鲜蔬菜、瓜果，还要注意补充一系列的胶原蛋白，可以多吃一些猪蹄、肉皮、瘦肉、鱼等，能促进皮肤中水分的储藏与吸收，让皮肤显得丰满滋润。

推荐：皮蛋瘦肉粥

［做法］将松花蛋切碎，将瘦牛肉切成丝或是沫，加盐、料酒、白胡椒粉、淀粉，搅拌均匀以后待用。等到白米粥快要煮熟的时候，将准备好的皮蛋、瘦牛肉等放进去，然后加盐、味精或鸡精、香油、葱花，再熬 10 分钟即可。

［功效］能够保持皮肤水嫩，还有安神的作用。

四、40-50 岁——多吃粗粮可以预防黑眼圈和皮肤干燥

这个时期的女性会逐渐进入更年期，卵巢功能减退，由于脑垂体前叶功能一时亢进会导致神经功能紊乱，容易出现抑郁症，眼睑容易出现黑色的晕圈，皮肤变得干燥没有光泽。

可以多吃一些能够促进胆固醇的排泄和补气、养血、延缓面部皮肤衰老的食品，比如玉米、红薯、蘑菇、柠檬、核桃和富含维生素 E 的卷心菜、花菜、花生油等。

苹果是一种天然美容的水果，被许多爱美女士奉为"美容圣果"，并且适合每一个年龄段的女人食用。苹果中含有丰富的蛋白质和脂肪，

还存在大量的粗纤维和各种矿物质、芳香醇类等。苹果中的营养成分大多是可溶性的，很容易被人体吸收。其中含有大量的水分和保湿因子，维生素C能抑制皮肤中黑色素的沉着，经常吃苹果可以淡化脸上的雀斑。另外，苹果中含有丰富的果胶，可以疏通毛孔，有祛痘作用。

正确地食用和选择皮蛋（松花蛋）

1. 剥开皮的松花蛋，2小时内一定要吃完，千万不要长时间暴露在空气中，因为这样会感染沙门杆菌。皮蛋去壳后应在高温下蒸5分钟，或是放进微波炉里"转一转"，放凉之后食用绝对不会影响口味，而且还安全了很多。

2. 吃松花蛋配姜醋汁，不仅可以利用姜辣素和醋酸来中和碱性，除掉碱涩味，而且可以利用姜醋汁中含有的挥发油和醋酸，破坏和分解松花蛋中对人体有害的物质。

3. 选择松花蛋。第一，观察其外观是否完整，有无破损、霉斑等。第二，将皮蛋去掉壳，劣质皮蛋蛋内物不凝固，呈水样，气室很大。第三，好的皮蛋整个蛋凝固、不粘壳、清洁而有弹性，呈半透明的棕黄色，有松花样纹理；将蛋纵剖，可见蛋黄呈浅褐或浅黄色，中心较稀。劣质皮蛋有刺鼻恶臭味或有霉味。

4. 相比于直接食用松花蛋，皮蛋瘦肉粥就安全许多，煮粥的过程可以让有害病菌在高温下彻底被杀死，避免出现中毒的可能。

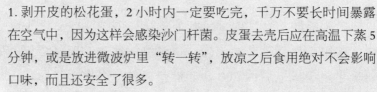

孕后用合理饮食驻容颜

女性在怀孕以后，往往会因为吃不好、睡不好而使自己营养不足、精神憔悴，时间长了就会面黄肌瘦，因此女性在孕后保养是非常重要的。

一、孕后期膳食营养特点

1. 增加身体中蛋白质的摄入量。

2. 保证热量的供给。

3. 必须摄入充足的脂肪酸。

4. 必须补充足够的水溶性维生素。

5. 补充充足的铁。

6. 补充足够的钙质。

二、孕后期的饮食需求

孕后期是胎儿生长最快阶段。这时，不仅要满足胎儿的营养，孕妇的身体中也要储存一定的营养，因此对于营养素的要求是非常大的，为了保证身体中胎儿的正常发育，每天还要增加饮食的量，这样才能让膳食中的营养保证胎儿的需求；膳食组成应多样化，保证食物的色、香、味俱全，食物的选择应该根据孕妇营养需求来选择，应易于消化吸收；还要有一个良好的膳食习惯。

一般说来，只要孕妇不偏食，并且在挑选食材的时候，营养得当，然后适当地增加一些食物的种类，那么基本上就可以保证孕妇的需求了。这时供给充足的蛋白质、磷脂和维生素可使脑细胞的数目增多，会更加有利于胎儿的成长。并且这个时期的体重增长大约是平时的10%。孕妇的食量也会明显的增加，应多吃些含蛋白质、矿物质和维生素丰富的食物，如牛奶、鸡蛋、动物肝、鱼类、豆制品、新鲜蔬菜和水果。

此外，还要多吃一些含铁量丰富的食物、维生素 B_{12} 和叶酸丰富的食物，例如动物血、肝、木耳、青菜等，这些食物既可以防止孕妇贫血，也可以防止孩子出生后出现贫血的症状。孕妈妈要尽量少吃一些咸的食物，不宜大量饮水，防止高血压疾病的产生；此外还要少吃能量高的食物，以免胎儿过大。

三、怎样安排孕后期的膳食

孕后期，其膳食要点如下。

1. 孕后期所吃的食物，一定要做到种类齐全，不要偏食，这样才能保证摄入足够的营养，除了吃主食谷类食物，副食也应该多样化，一日以 4 ～ 5 餐为宜。

2. 为了预防贫血，还要摄入含铁高的食物，例如动物肝、肉类、鱼类、某些蔬菜、大豆及其制品等。

3. 经常喝一些泌乳的汤汁，例如鸡、鸭、鱼、肉汤、豆类或是一些蔬菜、水果做成的汤。

4. 摄入食物的质量要好，并且数量也要相应的增加，尤其是蛋白质、铁、钙、维生素 A、维生素 B_2 多的食品。

5. 要补充充足的新鲜蔬菜、水果和海藻类，以供给多种维生素，并且这些食物都具有通便的作用。

6. 要少吃盐和盐渍制品，也要少吃刺激性大的食物和污染性的食品。例如饮酒、喝咖啡或长期服用某些药物，这些都会影响胎儿的健康，特别需要加以注意。

孕妇每天需要摄取的营养物质如下。

1. 蛋白质：蛋白质是人体细胞分裂和增长的基础。

2. 糖类：糖类能够补充人体的热量，对胎儿生长发育极其重要。

3. 维生素：维生素帮助孩子生长，但是如果用量太多，也会造成孕妇的不适症状，尤其是不能够乱吃维生素的药物。

4. 微量元素和无机盐：微量元素和无机盐也是非常重要的，如锌、铜、碘，对胎儿智力发育有重要影响，孕期还要适当补充钙质和铁，以预防钙、铁储备不足。

孕后期，一日食谱

	早餐	午餐	晚餐
主食	麻酱松饼（100克标准粉，10克芝麻酱）	米饭（大米）	米饭（大米）
菜肴	鸡蛋羹（鸡蛋）	肉末雪里蕻（70克瘦猪肉，100克雪里蕻）素炒油菜薹（150毫升油菜薹）鱼汤（50克鲫鱼，10克香菜）	炒鳝鱼丝素炒菜花紫菜汤
饮品	250毫升牛奶（加10克白糖）	250毫升牛奶（加10克白糖）	
水果			橘子100克
食用油	5毫升	10毫升	10毫升

孕妇的饮食习惯

怀孕期间最好多吃优质蛋白较多的食物，孕期蛋白质的营养至关重要，蛋白质不但要满足孕妇本身的生理需要，还要满足胎儿的组织器官生长发育，供应足量的优质蛋白，能使胎儿的脑细胞增殖良好，有助于胎儿正常的智力发育，并且孕妇蛋白质营养充足还能为产后恢复和乳汁分泌做准备。此外，还需供给充足而适量的维生素，补铁以预防贫血，补钙以供胎儿骨骼发育的需要，补锌增进胎儿脑发育。注意营养均衡，粗细搭配，少吃多餐，品种多样化。

更年期症状要靠美食来缓解

女人到了中年，在日渐远离事业与孩子的同时，讨厌的更年期也不期而至。虽然有更多的时间和爱人享受美好的"二人世界"，但是更年期潮热、盗汗、暴躁等症状还是为更年期女性增添了不少烦恼。

专家指出，这些症状都是由更年期综合征引起的。除了潮热、盗汗、暴躁的症状，更年期女性还会出现情绪难以控制、失眠、早醒、无精打采、骨质疏松、力不从心等更年期综合征症状。

这些症状在一定程度上影响了更年期女性的生活和工作，因此更年期女性应及时寻求治疗，缓解更年期综合征症状，提高生活质量。

其中，更年期女性如能坚持合理饮食，注意饮食搭配，全面摄取营养，对于缓解更年期综合征症状具有不可忽视的辅助作用。专家们总结出以下9招帮助女性安然度过更年期。

第一招：适量补充蛋白质。更年期随着性腺的退化，其他组织器官也逐渐退化。因而在饮食上应选用优质蛋白质，如牛奶、鸡蛋、瘦肉、鱼类、家禽类及豆制品。

第二招：低脂饮食，限制动物脂肪，如猪油、奶油、牛油等及含胆固醇高的食物，如蛋黄、脑髓、动物内脏等。因为这些食物中所含饱和脂肪酸可使血液中胆固醇浓度明显升高，而促进动脉硬化的形成。最好食用植物油，如玉米油、豆油、花生油等。

第三招：宜清淡饮食，限制食盐的摄入量，每日食盐量在6克以下。因为更年期常好发高血压和动脉硬化，而食盐中含有大量的钠离子，吃盐过多，可增加心脏负担，并能增加血液黏稠度，从而使血压升高。

第四招：糖类不宜多吃。糖类食用过多，会引起肥胖。可多吃一些复合糖类，如淀粉、小米等。

第五招：多吃新鲜绿色蔬菜和水果，尤其是含胡萝卜素、无机盐和纤维素多的蔬菜水果，如小白菜、芹菜、大枣、山楂等，能增加血管的韧性，促进胆固醇的排除，预防动脉粥样硬化、冠心病。

第六招：选用含钙丰富的食物，牛奶和豆制品是钙质的良好来源。含钙高的食物还有虾米皮、海带、紫菜、牡蛎、海藻、芝麻酱等，可预防骨质疏松症。

第七招：多食用富含维生素 B_1 的食物，比如瘦肉、小米、豆类等，对保护神经系统、减轻更年期综合征的症状有益处。

第八招：保持大便通畅，养成定时排便的习惯。便秘者可多食一些含纤维素较高的食物，如芹菜、马铃薯等。另外，纤维素还能抑制胆固醇的吸收，有显著降血、清胆固醇的作用，还能预防动脉硬化。

第九招：忌用刺激性强的食物，如酒、浓茶、咖啡等，因更年期的妇女情绪不稳定，进食这些食物易激动。

治疗更年期失眠的饮食小妙招

香蕉：香蕉中含有大量的维生素 B_6，能够使人远离郁闷的情绪，而且其中还含有 5- 羟色胺，这种物质可以使女性的身心愉悦，可促进睡眠。

大枣：大枣中含有大量的蛋白质、糖、维生素 C、钙、磷、铁等物质，这些物质能够补脾安神，用大枣加水煎汁，在晚饭后服用，可以有效促进睡眠。

葵花子：葵花子中含有多种氨基酸和维生素，还可以调节新陈代谢，改善脑细胞的抑制功能，能够起到强烈的镇定作用。晚上吃晚饭以后，可食用些葵花子，可以有效的促进消化液的分泌，有利于消食化滞，帮助睡眠。

葡萄：葡萄中含有大量的褪黑素，这种物质能够有效地促进睡眠。褪黑素是大脑中松果体分泌的一种物质，在晚上，这种物质的活动非常活跃，那么就预示着要睡觉了，早晨是褪黑素分泌最少的时候，也就是起床的时候。

苹果：苹果中含有大量的醇类和羰类化合物。苹果的香气对神经有很强的镇静作用，能催人入眠。

会吃的女人美丽度过更年期

　　女性在更年期除了注意精神心理卫生外，合理膳食也十分重要。复合维生素 B 对维护神经功能，促进消化，预防头痛、头晕，保持记忆力等大有裨益。小米、麦片、玉米等粗粮及蘑菇等食物中含较丰富的维生素 B，更年期女性应适当多吃这些食物。

更年期女性水盐代谢紊乱，容易发生水钠潴留，引起水肿，并进一步引起血压升高。所以，应限制食盐，用盐量宜为中青年时的一半。更年期女性的糖代谢、脂肪代谢也常紊乱，容易发生血糖升高、血脂升高、体型肥胖以及糖尿病、动脉粥样硬化。

所以，更年期女性要少吃甜食、动物脂肪和动物内脏，多吃些粗粮。随着年龄增长，基础代谢降低，容易发生能量过剩。所以，体型肥胖的女性应限制主食进食量。在膳食上应保证蛋白质供应，可多吃些瘦肉、鸡、鱼、蛋、乳制品及豆制品。

一般植物油中不饱和脂肪酸含量较高，如豆油、菜子油、玉米油、麻油、葵花籽油都含高热量，过多食用会发生能量过剩。有报道说，过多不饱和脂肪酸的摄入还可增加癌症的发生率。

不少更年期妇女月经紊乱、经血量多、经期延长、周期缩短，常可导致贫血。对此，首先要积极治疗月经紊乱，同时注意补充蛋白质、铁、维生素 A、维生素 C、维生素 B_{12} 与叶酸，多吃动物肝、瘦肉、鸡鸭血及新鲜蔬菜、水果、赤豆、桂圆、糯米等。

更年期女性钙磷代谢紊乱，容易发生骨质脱钙、骨质疏松，故应补充钙。可多吃些鱼、虾皮、芝麻、豆制品等含钙丰富的食品。牛奶中钙含量多，且易吸收，是理想的补钙佳品。

更年期女性不要吸烟和饮酒，更不要饮咖啡、浓茶等刺激性饮料。酸枣、大枣等具有安神降压作用，可多食用。

更年期女性如能注意心理卫生，合理饮食，不仅能安然度过更年期，而且许多不适之症可不治而愈。

美
人
厨
房

学会选择动物的肝

首先，我们要选择健康的动物肝。有淤血痕迹、肿块、很干硬或是血管有明显扩张的肝都不是我们应该选择的肝，都有可能是病态的肝，不宜食用。

我们选择完健康的肝之后，还要彻底清除掉肝内的有毒物质，之后再进行烹调。一般来讲，对于动物的肝，要浸泡在清水中3小时，彻底清除掉肝中的淤血，再进行烹调。在进行烹调的时候，要注意充分加热，使它彻底地熟透，不可以食用半熟的动物肝。

在吃动物的肝时，一定要注意鱼类的肝，鱼类的肝容易使人中毒。一般来讲，在鱼类这种海产品的销售时，像鲅鱼、鲨鱼、旗鱼和硬鳞脂鱼等鱼的肝都应该在出售之前就除去的，为的就是减少中毒事件的发生。因为，大型鱼产品中的肝毒素更多，也就有可能增加中毒事件的发生概率。

第13章
会吃让你告别恼人的病痛

白带有异常吃什么

如果白带明显增多了，颜色、性状、气味也发生了一些变化，那么就是病态了，称之为白带异常。本病多因阴道炎症、子宫颈或子宫体病变、盆腔炎等引起，这就是多种病中的一种表现。

白带异常的防治，首先就是要控制自己的饮食，不要吃辛辣的食物，应该吃一些健脾利肾的食物，如莲子、大枣、山药、薏苡仁、冬瓜仁等。若是脾胃虚或是肾虚就会导致白带异常增多，可选用扁豆、白果、芡实、乌鸡、蚕豆、胡桃肉、绿豆、黑木耳、石榴皮、乌贼骨、鸡冠花、马齿苋等食物进行治疗。

此外，白带异常的预防，首先要做的就是要节制房事，也要特别注意月经期、妊娠期和产褥期的卫生。平时也要保持阴部的洁净，不要共用浴盆，患有足癣的女性，洗脚的毛巾和盆也要与洗阴部的毛巾和盆分开。

一、白带异常食疗方法

1.墨鱼 100 克，瘦猪肉 200 克，薯蓣（淮山药）10 克，莲子 4 克。将墨鱼和猪肉切碎，与薯蓣（山药）、莲子一起炖，吃肉喝汤，可以治疗白带过多。

2.黑木耳、红糖适量。将黑木耳焙干，研磨成粉末，用糖水送服。每日喝 2 次，每次 2 克。可以治疗赤白带下。

3. 鲜马齿苋 200 克，生鸡蛋 2 枚。将马齿苋捣烂，将汁过滤出来，将生鸡蛋去黄，用蛋白与马齿苋混合搅拌，开水冲服，每日 1 次。可以治疗白带过多。

4. 冬瓜子 90 克，冰糖 90 克。将冬瓜子捣烂，放入冰糖和开水炖，等熟透服用，早晚各 1 次。治疗白带过多。

5. 藕汁半碗，红鸡冠花 3 朵，水煎，调入红糖服，每日 2 次。

6. 白扁豆 250 克。将白扁豆炒黄，研成粉末，每日 2 次，每次 6 克，米汤送服。可以治疗白带过多。

7. 韭菜根适量，鸡蛋 1 枚，红糖 10 克。将韭菜根洗干净，水煎，加入红糖煮熟之后服用。每日 1 剂，连服 7 天。可以治疗白带过多。

二、白带异常忌食

1. 湿热下注白带异常者，应忌酒类、醋类、酸性食品以及辛辣刺激性食品，如辣椒、胡椒、葱、姜、羊肉、狗肉、公鸡、黄鳝等辛温发物。这些食品能助热，可使病情加剧。

2. 脾虚白带异常者，忌生冷瓜果、寒凉滑腻食品，如生菜、黄瓜、冬瓜、萝卜、丝瓜、肥肉、冷饮等；肾虚者，忌食咸寒、腌制食品，如海产品、藻类、酱豉、腌腊制品、咸菜等。

3. 白带异常忌食甜腻美味的食品，如糖果、奶油、蛋糕、肥猪肉等食品有助湿作用，可使白带分泌增多，故应忌食。

如何挑选墨鱼和墨鱼干

1. 购买鲜墨鱼时，要用手轻轻地按压一下鱼身上的膜，新鲜的墨鱼膜是紧实、有弹性的；还可扯一下鱼头，新鲜的墨鱼身体与头是紧紧相连的，不易扯断。

2. 挑选墨鱼干时，一定要判断他的软硬程度。质量好的鱼干柔软、不生硬、体型完整坚实，肉肥厚；若是用手摸起来非常干硬的墨鱼，那就是放置很久了，吃起来没有任何味道。二看色泽。优质鱼干微透红色，无霉点，嫩鱿鱼色泽淡黄，透明、体薄，老墨鱼色泽紫红，体型大。

阴道炎患者怎么吃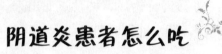

　　阴道炎食疗简单方便，并且适于阴道炎患者的食物较多。所以妇科专家就从这些食物当中挑选出一些对阴道炎患者特别有益的食物，进行搭配，让患者朋友食用，这对于阴道炎具有辅助治疗的效果。阴道炎患者在治疗期间配合这些食物食用，对阴道炎的治疗具有事半功倍的效果。

一、食疗方1：萹蓄粳米粥

　　[原料] 萹蓄、川萆薢、粳米、冰糖少许。

　　[做法]

　　1. 先将萹蓄、川萆薢以适量水煮。

　　2. 取汁去渣，入粳米煮粥，食用时调入冰糖即成。

　　[食疗功效] 本方具有利湿通淋、抑菌止痒之功效。

二、食疗方2：健脾祛湿汤

　　[原料] 椿白皮、白鲜皮、黄柏。

　　[做法] 取椿白皮、白鲜皮、黄柏加水适量煎取。

　　[食疗功效] 本方能清热利湿。

三、食疗方3：豆花山药粥

　　[原料] 扁豆花、薯蓣（淮山药）适量。

　　[做法]

　　1. 取含苞未开的扁豆花晒干，研末。

　　2. 用适量薯蓣（淮山药），每日早晚煮大米粥，粥成调入花末，煮沸即成。

　　[食疗功效] 本方具有健脾利湿的功效。

四、食疗方 4：双白冰糖饮

［原料］白扁豆、白术、冰糖适量。

［做法］白术用袋装与扁豆煎汤后去袋，入冰糖，喝汤吃豆。

［食疗功效］本方具有健脾利湿的功效。

五、食疗方 5：山药扁豆粥

［原料］鲜山药片 100 克，白扁豆、莲子肉各 30 克，大米 100 克，白糖适量。

［做法］大米加水煮粥，沸腾时，加入山药片、白扁豆、莲子肉、白糖煮至粥成即可。每日 1 剂，分 2 次服用，可常用。

［食疗功效］具有健脾补肾、去湿化浊等功效，适用于脾虚型阴道炎的更年期妇女等。

六、食疗方 6：蒲公英薏米瘦肉汤

［原料］猪瘦肉 250 克，蒲公英 30 克，生薏苡仁 30 克。

［做法］将蒲公英、生薏苡仁、猪瘦肉洗净，一起放入锅内加清水适量，武火煮沸后，改文火煲 1 ～ 2 小时，调味供用。

［食疗功效］有清热解毒、祛湿止带的功效。适用于湿热黄带，症见带下黄臭、质黏、烦渴欲饮、口苦咽干、下腹疼痛、小便短黄、舌苔黄腻、脉滑而数；亦可用于阴道炎、输卵管炎等属湿热者。

七、食疗方 7：虫草炖乌鸡

［原料］冬虫夏草 10 克，乌鸡块 300 克，料酒、葱、姜、盐、味精、五香粉各适量。

［做法］

1. 冬虫夏草水发后洗净，与乌鸡肉块、料酒、葱、姜一起入锅，加水煮沸。

2. 改小火煮至乌骨鸡肉块酥烂，加入盐、味精、五香粉调味即可。每日 1 剂，分 2 次佐餐食用，可连用数剂。

［食疗功效］具有温肾补虚、止带等功效。适用于肾虚型阴道炎等。

八、食疗方8：鲜藕鸡冠花散

［原料］新鲜鸡冠花、鲜藕汁、白糖各500克。

［做法］

1.将新鲜白鸡冠花洗净，加水适量煎煮，每20分钟取汁1次，再加水煎，共取汁3次。

2.加入鲜藕汁，再煎至稠黏时，拌入白糖，把药汁吸干，拌匀晾干，压碎装瓶即可。每次服20克，开水冲服，每日3次，久服有效。

［食疗功效］有清热化浊、凉血散瘀的功效，适用于滴虫性阴道炎。

九、食疗方9：槿花马齿苋饭

［原料］鲜白槿花20克，鲜马齿苋30克。

［做法］将上2味同煎水服用。每日1剂，日服2～3次。

［食疗功效］有清热解毒的功效。适用于滴虫性阴道炎。

十、食疗方10：冬瓜子酒

［原料］冬瓜子200克，黄酒500毫升。

［做法］将冬瓜子炒黄压碎，浸于酒中，泡10天。每日2次，每次饮服15～20毫升。

［食疗功效］有祛湿利尿、解毒消炎、滋阴补肾的功效。适用于妇女肾虚尿浊。

十一、食疗方11：洋葱猪肾煮

［原料］洋葱50克，猪肾1枚。

［做法］洋葱捣成泥状，猪肾常法加工，同煮食。

［食疗功效］有祛湿利尿、解毒消炎、滋阴补肾的功效。

阴道炎患者在吃食上也是有禁忌的，有些食品是不能吃的。那么哪些食品是阴道炎患者的禁忌呢？

1. **忌海鲜发物**　在患有阴道炎的初期，应该禁止吃一些腥膻之品，比如像鲑鱼、黄鱼、带鱼、黑鱼、虾、蟹等水产品。这些食品都会助长湿热，在这个时候吃水产品，就会加重外阴瘙痒等症状，非常不利于炎症的消退。

2. 忌甜腻食物　经过研究发现，一些过于甜腻的食物是导致阴道炎的重要原因之一。而大部分女性都偏爱甜品，甜品属于酸性，如果过量食用的话就会导致阴道环境偏酸，不利于抵抗各种致病的病毒以及细菌，从而诱发阴道炎。

3. 忌烟酒　患有阴道炎后，有抽烟习惯的女性必须要戒烟，因为它会使阴道炎的症状加重。在烟草中含有的尼古丁可使动脉血与氧的结合力减弱，从而诱发或者加重阴道炎。而酒能助长湿热，因此也应该禁止饮用，除此之外含酒精成分的饮品都应该禁止。

女性雌激素下降吃什么

雌激素能够促进生殖器官成熟，并且还能够维持女性正常的生理功能，是一种类固醇类激素，主要由卵巢合成、分泌。所以，雌激素对女性的生长发育是非常重要的，但是，有些女性的激素是不足的，那么不足的表现有哪些呢？

雌激素是一种类固醇激素，主要与卵巢、滤泡、黄体及妊娠胎盘生成有关，具有生物活性。无其他原因的月经周期紊乱，周期过长、过短，经期延长，出血量或过多或过少，特别是这种失调情况持续地出现时，更应警惕。

根据研究发现，黄豆和豆制品中含有大量的植物雌激素，在治疗和预防乳腺癌的方面有很好的作用。

黄豆的作用就是改变身体中激素的分泌。临床医学研究显示，黄豆可以维持女性身体中雌激素的平衡，当体内雌激素太低时，豆制品就会为其增加，但是当雌激素过高的时候，黄豆或豆制品也会使它减少。这样，黄豆就可以有效地预防身体中出现一些癌变的症状。研究认为，豆制品中还含有异黄素，这种物质具有平衡激素的作用。黄豆具有维持雌激素双向平衡的作用，在生活中很难找到第二种这样的物质。

维生素 D 与激素是有一定关系的，维生素 D 的含量越高，乳腺癌的发生率就会更低。因为维生素 D 在血液的循环中为女性的身体起了一定的保护作用，可防止乳腺癌的发生和发展。维生素 D 的主要来源就是饮食，如牛奶和鱼等。如果女性每天食用 1 杯牛奶和 500 克鱼，长期坚持，可以起到调理雌激素平衡的作用。

此外，薯蓣（山药）、蜂王浆都含有天然雌激素，因此建议每天吃一些。雌激素的下降会引发骨质疏松，所以还应该补钙，每天喝些牛奶、酸奶。还应多吃豆类和深绿色蔬菜。

黄豆性偏寒，胃寒者和易腹泻、腹胀、脾虚者以及常出现遗精的肾亏者不宜多食。

不可生吃，有毒。食用了不完全熟的豆浆可能出现包括腹胀、腹泻、呕吐、发热等不同程度的食物中毒症状。

中毒成分及机制：生大豆中含有一种胰蛋白酶抑制药，进入机体后抑制体内胰蛋白酶的正常活性，并对胃肠有刺激作用。

现在市场上多个品牌的豆浆机最高熬煮温度都不达 100℃，事实是不完全熟的，豆浆机磨完豆浆在锅上加热煮过，黄豆要煮开 7 次（或开后再煮 15 分钟左右）为安全食用。

女人不孕应当怎样吃

女人一生中最重要的就是结婚生子，这是女性幸福生活的代表，但是往往有些女性不能够追寻自己的幸福，不孕症便成为了女性们的困扰。

不孕症是指婚后同居，有正常性生活，但是未避孕达到了 1 年以上，还没有怀孕的症状。根据结婚后是否受孕还可以分为原发性不孕和继发性不孕。原发性不孕指婚后未避孕且从未妊娠过。继发性不孕指曾有过妊娠，但是 1 年以上未避孕而产生的不孕症状。根据不孕的原因可分为相对不孕和绝对不孕。相对不孕的症状是因为身体的某些疾病而使生育功能下降，导致暂时性不孕，若是将问题解决，还是很有可能怀孕的。下面为您介绍治疗不孕症的食谱。

一、食疗方 1：青虾炒韭菜

［原料］青虾 250 克，韭菜 100 克。

［做法］将青虾洗干净，然后将韭菜也洗干净，切成段。先用素油将虾爆炒，烹黄酒、酱油、醋、姜丝等调料，然后再加入韭菜煸炒，炒熟即可。

［食疗功效］可有效治疗因为肾虚而引起的不孕不育。

二、食疗方 2：生姜红糖羹

［原料］生姜 500 克，红糖 500 克。

［做法］

1. 将生姜捣成泥，混入红糖，放进锅中蒸 1 小时，晒 3 日。

2. 然后重复上面的步骤，9 次，天气最好是三伏天，每伏各蒸晒 3 次即成。

3. 在月经开始的时候服用，每次 1 匙，每天服用 3 次，连服 1 个月，但是在服药期间不要进行房事。

［食疗功效］对因为宫冷而导致的不孕不育症状很有疗效。

三、食疗方 3：淫羊藿地黄酒

［原料］淫羊藿 250 克，熟地黄 150 克，醇酒适量。

［做法］将淫羊藿、熟地黄捣碎研制成粉末状，纱布包贮，然后放在干净的容器中，用酒浸泡，密封，勿通气，初夏时期 3 天，秋冬时期 5 天后方可开取饮用。每天饮用适量，但是不能够大醉。

［食疗功效］可以有效地治疗因为宫冷而引起的不孕症状。

四、食疗方 4：猪脊髓团鱼汤

［原料］猪脊髓 200 克，团鱼 250 克，适量调料。

[做法] 将猪的脊髓洗干净，然后将团鱼用开水烫死，揭去鳖甲，清除内脏，放入铝锅内，加水、姜、葱、胡椒面，然后烧沸，之后转动小火慢炖使团鱼肉烂，再放入猪脊髓，煮熟了加一些味精，吃肉喝汤。

[食疗功效] 可以治疗因宫冷而不孕的症状。

姜的养生吃法

1. 不要去皮。有些人吃姜喜欢削皮，这样做不能发挥姜的整体功效。

2. 凡属阴虚火旺、目赤内热者，或患有痈肿疮疖、肺炎、肺脓肿、肺结核、胃溃疡、胆囊炎、肾盂肾炎、糖尿病、痔（疮）者，都不宜长期食用生姜。

3. 从治病的角度看，生姜红糖水只适用于风寒感冒或淋雨后有胃寒、发热的患者，不能用于暑热感冒或风热感冒患者，也不能用于治疗中暑。服用鲜姜汁可治因受寒引起的呕吐，对其他类型的呕吐则不宜使用。

4. 不要吃腐烂的生姜。腐烂的生姜会产生一种毒性很强的物质，可使肝细胞变性坏死，诱发肝癌、食管癌等，那种"烂姜不烂味"的说法是不科学的。

5. 吃生姜并非多多益善。夏季天气炎热，人们容易口干、烦渴、咽痛、汗多，生姜性辛温，属热性食物，根据"热者寒之"原则，不宜多吃。在做菜或做汤的时候放几片生姜即可。

性冷淡的食疗秘方

性冷淡也可以叫做阴冷，实质上是指因为缺乏性欲而对性生活没有兴趣，有时候甚至是厌恶的一种症状，原因多是情绪抑郁、恐惧、性生活不协调、卵巢功能不足，肾上腺皮质和脑垂体等内分泌腺的功能不良引起的。中医学认为，此病多为劳损胞络、子宫虚损、冷邪沉于阴部而引起。

一、附片炖猪腰

〔原料〕猪腰 2 个，盐适量。

〔做法〕将猪腰洗干净以后要将白皮去掉，切碎共炖，加入盐进行调味，饮汤食腰。每天吃一次，连用 10 天。

二、苁蓉胡桃猪腰

〔原料〕苁蓉 15 克，胡桃仁 15 克，猪腰 2 个。

〔做法〕将苁蓉洗干净了切片，然后将猪腰白色的膜去掉，洗净之后与核桃仁 3 种一起放入纱布中，扎紧，煮熟了以后食用。每日 1 次，连着服用半个月。

三、米酒蒸子鸡

〔原料〕啼公鸡 1 只，糯米酒 500 毫升，葱、姜、花椒适量。

〔做法〕将鸡肉的毛和内脏去掉，洗净切成核桃大的块，加葱 2 段、生姜 2 片、花椒 5 粒及糯米酒，蒸熟了食用即可。

四、黑豆炖狗肉

〔原料〕黑豆 50 克，狗肉 300 克，葱、姜、蒜、花椒、盐适量。

〔做法〕将黑豆与狗肉一起洗干净大火煮，加清水、葱、姜、蒜、胡椒各适量，然后改成小火慢炖，再加入少量的盐，炖熟即可食用。

五、韭菜拌虾肉

〔原料〕生大虾肉 250 克，韭菜 250 克，盐适量。

〔做法〕先将虾肉用油炸熟，盛出，再将韭菜放到虾肉中，加盐适量，同虾肉一起伴食。

六、枸杞炖仔鸡

〔原料〕枸杞子 30 克、公鸡 1 只，白酒、盐适量。

〔做法〕将鸡去掉毛和内脏，放上一些白酒和枸杞子，加盐同炖，吃肉喝汤即可。

七、苁蓉羊肉粥

[原料] 肉苁蓉 20 克，精羊肉 500 克，大米。

[做法] 将肉苁蓉洗干净以后切成薄片，与精羊肉和大米共煮粥食用。

八、三子酒

[原料] 菟丝子 100 克，覆盆子 100 克，韭菜子 100 克，黄酒适量。

[做法] 将韭菜子、菟丝子、覆盆子炒熟，研磨成细粉，混匀，用 3000 毫升黄酒浸泡，20 天以后食用即可，每次食用 50 克，1 日 2 次。

九、苁蓉海狗肾人参酒

[原料] 肉苁蓉 50 克，人参 15 克，海狗肾 1 具，酒适量。

[做法] 海狗肾用酒浸后切成片，然后与肉苁蓉和人参一起再放入酒中 1 个月，每晚睡觉前饮一杯。

十、虫草炖仔鸡

[原料] 冬虫夏草 6～7 根，未啼公鸡 1 只，姜、胡椒、盐适量。

[做法] 将鸡肉的毛和内脏去掉，洗干净以后切成块，加生姜、胡椒、冬虫夏草和盐适量同炖，吃肉喝汤即可。

十一、狗肉菟丝附片汤

[原料] 狗肉 250 克，生姜 20 克，菟丝子 15 克，附片 12 克，植物油、味精、食盐、葱花适量。

[做法]

1. 先将狗肉洗干净切成碎片，生姜洗净切片，一起放在锅中煎炒 3 分钟，加入冷水浸没。

2. 再将菟丝子、附片用布包起来，放入锅中，然后放入食盐，旺火烧沸后将浮沫去掉，改文火炖 2 小时。

3. 等到肉烂了以后加入葱花、味精、食盐，煮开即成。去药，吃肉喝汤。每日 1 次，3～5 剂为一疗程。

如何挑选冬虫夏草

1. 看颜色 冬虫夏草是呈棕黄色，若是虫体特别黄或是特别黑，则质量较差，或者是假的。掰开虫体，虫质是米白色的，中间有一条黑线，纵方向贯穿虫体。

2. 看形状 冬虫夏草虫体似蚕，长 3 ～ 5 厘米，直径 0.3 ～ 0.8 厘米，上面有 20 ～ 30 个环形的细纹，8 对明显的足。子座从头部长出，拉不断，呈细长圆柱形，其上有纵形的黑色细纹。优质冬虫夏草虫体大、饱满，子座较短，而且完整无断裂。

3. 闻气味 冬虫夏草有一股特异的腥香气，像是肉、螃蟹、蘑菇混在一起的味道，味道越浓，质量越好。

叶酸摄入量充足，才能远离宫颈癌

补充适当的叶酸可以有效治疗宫颈癌，近些年来，我国的宫颈癌发生率正在逐渐地上升，为了保障女性健康，积极地做好预防的工作是非常重要的。科学研究称，女性适当地补充叶酸能够很好地预防宫颈癌的发生。

一、补充叶酸对女性的重要性

有些专家指出，叶酸对孕妇来说是很重要的。如果孕妇在妊娠期叶酸的摄入量偏少，就很有可能导致胎儿发育不完全，从而形成一种生理性的疾病。所以说叶酸能够有效保护胎儿的健康。

根据研究发现，畸形胎儿的形成时期在怀孕的第 2 周或是第 3 周，而叶酸具有预防胎儿畸形的功能。因此，孕妇在怀孕前食用叶酸是非常有必要的。当然，孕妇在妊娠期也要适当地补充叶酸，降低新生儿患有残疾的概率。叶酸除了有以上好处之外，还能够很好地预防癌症的发生，特别是宫颈癌。

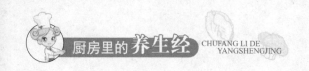

二、适当补充叶酸可预防宫颈癌

在墨西哥有一些医学研究人员经过研究发现，若是女性的身体中缺乏叶酸就容易患有宫颈癌。专家们指出，适量的补充叶酸能够有效地预防宫颈癌的发生。叶酸属于 B 族维生素，在绿叶中广泛存在，玉米饼、豆角、动物肝、肾、酵母中也含有很多。因此，女性适当补充叶酸是预防宫颈癌的途径之一。

1. 胡萝卜丝汤

［原料］胡萝卜 2 根，骨头汤、植物油适量，姜末少许。

［做法］将胡萝卜洗净后切成段，刮成细丝，然后锅内放入适量的油，烧热后，下入姜末、胡萝卜丝翻炒，到熟为止，加骨头汤烧开，然后转小火焖 1 分钟即可。

［食疗功效］胡萝卜中的叶酸含量很大，还含有大量的胡萝卜素，在肠道吸收后转变为维生素 A，因此是补充身体非常好的一种蔬菜。

2. 番茄肉末蛋

［原料］番茄 100 克，瘦肉末 15 克，鸡蛋 1 个。

［做法］将瘦肉末放入盐中进行搅拌，炒熟，番茄切成碎丁，鸡蛋打匀，将熟肉和番茄丁倒进去搅拌均匀，平底锅中加底油，放入葱花，倒入蛋液摊熟，然后装盘即可。

［食疗功效］这道菜肴中含有很高的蛋白质，能够满足人体正常的生长需求，而且添加了肉末，味道也会更好。

3. 菠菜烂粥

［原料］大米 100 克，菠菜 1 根。

［做法］将大米淘好，加入水浸泡 10 分钟，菠菜择好、洗净，放开水中煮熟，等到菠菜晾凉后切成碎末，另取一锅，加入适量的水，将米熬成粥，然后改成小火慢炖，等到快熟烂的时候，放入一些菠菜，煮至黏稠状即可。

［食疗功效］菠菜中不仅含有丰富的叶酸，其中还包含了大量的胡萝卜素、维生素 B_2、维生素 C、钙等营养素，是补充营养最好的选择之一。

4. 花菜鲜肝粥

［原料］鸡肝、油、米、花菜、姜、盐、淀粉、生抽、料酒。

［做法］将鸡肝洗干净，切成片，用少许油、淀粉、盐、姜丝腌一会儿，用开水将花菜烫一下，然后将米煮成八成熟，之后将腌好的鸡肝和花菜放入，吃时可加生抽调味。

［食疗功效］粥里面含有大量的铁、锌、叶酸和维生素 A，还能使眼睛更加明亮、湿润，并且增强身体的抵抗力。

5. 蔬菜猪肝粥

［原料］白粥 1 小碗，多种天然蔬菜粉 1 袋，高铁猪肝粉 1 袋。

［做法］将白米粥煮得稀烂一些，这样吃起来更加香软可口，盛出一碗，将蔬菜粉和猪肝粉加入即可。

［食疗功效］猪肝中含有大量的铁元素，蔬菜粉含有一定量的叶酸，因此能够很好地补充女性身体中所缺的铁和叶酸。

吃胡萝卜的注意事项

美人厨房

1. 不宜食用切碎后水洗或久浸泡于水中的萝卜。

2. 服用氢氯噻嗪（双氢克尿塞）时不宜食用。

3. 食用时不宜加醋太多，以免胡萝卜素损失。

4. 未油炒者不宜食用。

5. 食时咀嚼时间不宜过短。

6. 不可与白萝卜同时食用。

7. 与富含维生素 C 的蔬菜（如菠菜、油菜、花菜、番茄、辣椒等）、水果（如柑橘、柠檬、草莓、大枣等）同食会破坏维生素 C，降低营养价值。

三、孕前补充叶酸的注意事项

1. 长期服用叶酸会干扰孕妈妈的锌代谢，锌一旦摄入不足，就会影响胎儿的发育。

2. 孕妈妈最好能在医生的指导下服用叶酸制剂。目前市场上唯一得到国家卫生部门批准的、预防胎儿神经管畸形的叶酸增补剂是"斯利安"片，每片 400 微克。

3. 如果曾经生下过神经管缺陷婴儿的女性，再次怀孕时最好到医院检查，并遵医嘱增加每日的叶酸服用量，直至孕后 12 周。

4. 怀孕前长期服用避孕药、抗惊厥药等，可能干扰叶酸等维生素的代谢。计划怀孕的女性最好在孕前 6 个月停止用药，并补充叶酸等维生素。

美厨人房 如何挑选猪肝

1. 先看外表。表面有光泽，颜色紫红均匀的是正常猪肝。

2. 用手触摸。感觉有弹性，无硬块、水肿、脓肿的是正常猪肝。

另外，有的猪肝表面有菜子大小的白点，这是致病物质侵袭机体后，机体保护自己的一种肌化现象。把白点去掉仍可食用，但是如果白点太多，最好不要购买。

高钙食物，让女性远离卵巢癌

饮食能够给我们的生活带来很多的影响，但是我们在挑选食物的时候，也要根据自身的体质来选择，不能够盲目地进行补养。那么我们要如何选择呢？这是一个关乎健康的大问题。因为无论我们吃什么都会给身体带来一定的影响。调查发现多吃高钙食物可远离卵巢癌。

一、卵巢癌需多吃高钙食物

经过调查发现，身体中钙质充足的女性卵巢癌的发生概率会大大减少。因为身体中的钙质充足，可以有效地抑制细胞的生长和扩散。因此，女性朋友要特别注意补充身体中的钙质，尤其是女性绝经后，更要注意补充钙质。女性需要每天都喝一些牛奶制品，还要经常吃豆制品和小虾皮等高钙的食品。

钙是人体中含量最多的矿物质，儿童若是长期缺钙，就会造成发育不良等问题，若是骨骼发育不完全，还会造成身体矮小，牙齿不齐全，并且很有可能患软骨病。在软骨症中，骨质松软，以致有腿骨弯曲、胸骨下凹等畸形症状。因此，维持身体中的钙质平衡是非常重要的。

二、补钙食疗方

1. **虾皮豆腐汤**　虾皮，洗干净以后泡发；嫩豆腐，切成小方块的形状；加葱花、姜末及料酒，在油锅内炒香后放入水。可以充分补钙，经常食用会非常有效。

2. **虾皮油菜炒香干**　虾皮，油菜，香干 2 块，切成丝，然后油锅内用通常的方法煸炒，可以经常服用。

3. **虾皮炒韭菜**　虾皮，洗净后泡发；韭菜，洗干净以后切成段，在锅内放上油，之后将韭菜放进去煸炒数分钟，将虾皮放进油锅中煸炒，然后加精盐、料酒、姜末，之后旺炒，加精盐调味后服食。

4. **虾皮小葱烩肉丝**　虾皮，小葱，切成小段，猪肉切成丝，在油锅内倒上油，加上小葱、肉丝煸炒，加料酒、姜末，然后将虾皮放进去爆炒，加精盐调味后服食。

5. **虾皮炒鸡蛋**　虾皮，洗净后泡发；将鸡蛋打进碗中搅拌均匀。油锅内先煎炒鸡蛋，然后将葱花、姜末熘香，将虾皮放进去，再炒数分钟，加些调味剂食用即可。

6. **牛奶大枣粥**　牛奶煮大枣粥，常食之，治体虚、气血不足。

7. **牛奶饮**　牛乳，每天清晨与早点一起服用，经常饮用可以补钙。

8. **牛奶生姜汁**　牛奶、生姜汁各半杯，煎取半杯，分为 2 次饮用，也可以治疗小儿呕吐。

9. **牛奶蛋黄汤**　蛋黄 5 个，面粉，熟猪肉，熟鸡肉片，鸡汤，精盐少许。将面粉用熟猪肉炒成面浆；将鸡汤烧滚入油然后打散，加牛奶，加碘盐、味精；然后将鸡蛋黄放进锅中，另将熟鸡肉片分别装在 4 个碗中，盛汤，然后分为 4 次服用。

10. **牛血炖豆腐**　豆腐与牛血固体结块切片，一起炖。

11. **素鸡烧肉**　素鸡，酱牛肉洗干净以后切成片，然后煸炒素鸡，煸透至蛋黄色，随后加葱、姜适量，再把牛肉和黄酒放进去，10分钟后加白糖、酱油、精盐、味精、胡椒粉等调味品，继续翻炒，装盘，即可服食。

12. **香干大蒜炒肉丝** 香干4块，大蒜3瓣，猪肉300克。将猪肉洗干净，均切丝，按常法，油锅中炒熟，加佐料调匀。大蒜切成丝，在即将出锅时放进去翻炒几下，即可。

13. **香干慈菇木耳烩肉丝** 香干4块，慈菇3枚，木耳少许，猪肉250克。将猪肉洗净后切成丝；慈菇，洗干净以后切成片；黑木耳用清水发泡后捡净，然后放进锅中炒熟。此肴不仅口味可人，补养的作用也是不错的，还可补充足够的钙。

14. **鱼粉香菇肉丝豆腐汤** 香菇3枚，肉丝少许，豆腐500克，鱼粉、胡椒粉、生粉各少许。按照常规的方法烧成汤，用生粉勾芡，同时加入鱼粉和适量的胡椒粉，烩匀，即可服食。

美人厨房

喝牛奶注意事项

一、避免牛奶与茶水同饮

有人喜欢边喝牛奶边饮茶，这一习惯南方人多于北方人。其实这一饮用方法并不科学，因为牛奶中含有丰富的钙离子，而茶叶中的一些成分会阻碍钙离子在胃肠中的吸收，削弱牛奶本身固有的营养成分。

二、避免日光照射牛奶

鲜奶中的维生素B受到阳光照射会很快被破坏，因此存放牛奶最好选用有色或不透光的容器，并存放于阴凉处。

三、避免用铜器加热牛奶

目前，铜在一些中高档食具中还有应用，如铜质火锅、铜质加热杯等。

铜能加速对维生素的破坏，尤其是在加热过程中，铜对牛奶中发生的化学反应具有催化作用，会加快营养素的损失。

女人吃好，帮你杜绝乳腺癌

在我们的生活中，乳腺癌已经成为威胁我们身体健康的第二大绝症，可谓是潜伏在女人身边的隐患。最简单的预防癌症的方法，就是食疗。那么预防乳腺癌的食物有哪些呢？下面的五种食物便可以有效地预防乳腺癌。

一、猕猴桃

猕猴桃是水果中的珍品，其中维生素 C 含量非常丰富，是苹果的 3 倍，是葡萄的 60 倍。根据研究表明，猕猴桃中所含的物质可以有效地防止身体中亚硝酸的产生，从而有良好的防癌抗癌作用，是预防乳腺癌的佳品。

二、柑橘

柑橘类的水果有很多，如橘子、柚子、橙子、柠檬、金橘等，其中都含有大量的维生素 C，可防止亚硝胺元素生成，所以癌症患者可以经常吃一些柑橘。

三、山楂

山楂有活血化瘀，化滞消积，抑制癌细胞生长的作用，并且维生素 C 的含量也非常大，适合消化道和女性生殖系统癌症的预防。

四、大枣

大枣能够补脾胃益气血，其中含有 β - 胡萝卜素与维生素 C、B 族维生素等。还有一种三萜类化合物，为抗癌的有效成分，经常吃大枣，可以预防癌症。

五、芒果

女性经常吃芒果，能够预防乳腺癌。因为芒果中含有大量的多酚，特别是其中的生物活性成分——丹宁。经过专家研究，丹宁是一种多酚，其中微微带一点苦味，葡萄子和茶叶中也含有这种成分。经过研究发现，细胞分裂周期是被多酚打破规律的，因此芒果可以阻断癌细胞的分裂周期，所以可以有效地抗击癌症。

乳腺癌患者在病发后其实是可以根据一些食疗方法来控制的，往往会取得较好的效果，但是在使用前要经过医生的同意，常见的食疗偏方有以下 3 例。

◆ 蟹壳粉

[原料] 生螃蟹壳。

[做法] 先将螃蟹壳拣杂，清洗干净，晒干或烘干，熟了以后研磨成粉末，装在瓶子中，防潮，备用。

[吃法] 每天吃 2 次，每次 6 克，用温开水冲服。

[功效] 能够软坚散结，防癌抗癌。这个食疗方法能够疏通各个时期的乳腺癌，对乳腺癌未破溃者有很大的帮助。

◆ 金银花蒲公英糊

[原料] 金银花，鲜蒲公英。

[做法] 先将金银花的杂质去掉，清洗干净，然后放进冷水中浸泡30 分钟，捞起，切成小碎末，备用。将鲜蒲公英（带花蕾也可）全草择洗干净，切碎，捣成泥状，然后与金银花沫一起放在砂锅中，加清水适量，然后大火煮沸，再改用小火煮成糊状。

[吃法] 早、晚 2 次分服。

[功效] 能够清热解毒，防癌抗癌。

◆ 全蝎蜂蜜露

[原料] 全蝎，白糖，蜂蜜。

[做法] 先将全蝎杀死，晒干或烘干，然后研成细细的粉末，放入蒸碗中，加入白糖、蜂蜜和少量的清水，搅拌均匀，加盖，蒸 90 分钟，离火，晾凉后装瓶，防潮，备用。

[吃法] 每日 3 次，每次 10 克，温开水送服。

［功效］能够解毒通络，防癌抗癌。

如何选购猕猴桃

1. **看硬度**　要细细地将果实的全身摸一遍，选择质地比较坚硬的果实。若是局部有变软的现象，那就不要选了。对于较软的猕猴桃，回家之后就要马上食用。

2. **看外表**　体型饱满、无伤无痕的果实是最好的，靠近一端的部位透出隐约绿色者最好。表皮的毛刺越少证明品种越优异。

3. **看大小**　小型果在口味上和营养上并不输给大型果实，所以在买水果的时候不用追求大果实，异常大的果实更不要选择。

4. **看颜色**　浓绿色果肉、味酸甜的猕猴桃品质最好，维生素含量最高。果肉颜色浅些的略逊。

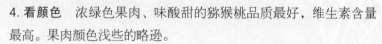